CUIDADOR DE IDOSOS

PRÁTICAS E REFLEXÕES DO CUIDAR COM CUIDADO

Dados Internacionais de Catalogação na Publicação (CIP)
(Jeane Passos de Souza – CRB 8ª/6189)

Lima, Eliana Elvira Pierre
 Cuidador de idosos: práticas e reflexões do cuidar com cuidado / Eliana Elvira Pierre Lima. – São Paulo: Editora Senac São Paulo, 2018.

 Bibliografia.
 ISBN 978-85-396-2385-3 (impresso/2018)
 e-ISBN 978-85-396-2386-0 (ePub/2018)
 e-ISBN 978-85-396-2387-7 (PDF/2018)

1. Cuidador 2. Cuidador de Idoso 4. Cuidados de enfermagem

18-794s   CDD – 362.14
                                  BISAC FAM013000
                                         HEA028000
                                         HEA049000

Índice para catálogo sistemático:
1. Cuidador   362.14

CUIDADOR
DE IDOSOS

PRÁTICAS E REFLEXÕES DO CUIDAR COM CUIDADO

ELIANA ELVIRA PIERRE LIMA

EDITORA SENAC SÃO PAULO – SÃO PAULO – 2018

ADMINISTRAÇÃO REGIONAL DO SENAC NO ESTADO DE SÃO PAULO
Presidente do Conselho Regional: Abram Szajman
Diretor do Departamento Regional: Luiz Francisco de A. Salgado
Superintendente Universitário e de Desenvolvimento: Luiz Carlos Dourado

EDITORA SENAC SÃO PAULO
Conselho Editorial: Luiz Francisco de A. Salgado
Luiz Carlos Dourado
Darcio Sayad Maia
Lucila Mara Sbrana Sciotti
Luis Américo Tousi Botelho

Gerente/Publisher: Luís Américo Tousi Botelho
Coordenação Editorial: Ricardo Diana
Prospecção: Dolores Crisci Manzano
Administrativo: Verônica Pirani de Oliveira
Comercial: Aldair Novais Pereira

Edição e Preparação de Texto: Heloisa Hernandez
Coordenação de Revisão de Texto: Janaina Lira
Revisão de Texto: Silvana Gouvea
Coordenação de Arte: Antonio Carlos De Angelis
Projeto Gráfico e Editoração Eletrônica: Veridiana Freitas
Capa: Veridiana Freitas sobre ilustração da iStock
Ilustrações: Gilmar – Boitatá Ilustrações
Coordenação de E-books: Rodolfo Santana
Impressão e Acabamento: Gráfica CS

Proibida a reprodução sem autorização expressa.
Todos os direitos desta edição reservados à
Editora Senac São Paulo
Av. Engenheiro Eusébio Stevaux, 823 – Prédio Editora
Jurubatuba – CEP 04696-000 – São Paulo – SP
Tel. (11) 2187-4450
editora@sp.senac.br
https://www.editorasenacsp.com.br

© Editora Senac São Paulo, 2018

Sumário

- **9**   **NOTA DO EDITOR**
- **11**   **DEDICATÓRIA**
- **13**   **AGRADECIMENTOS**
- **15**   **PREFÁCIO**
- **20**   **O IDOSO NA SOCIEDADE**
  - 25   Envelhecimento *versus* longevidade plena
  - 26   Novo olhar, nova era
  - 29   Reflexões, conceitos e preconceitos do envelhecer
  - 29   A pessoa idosa e seus direitos
  - 33   A pessoa idosa e seus deveres
  - 34   Violência e maus tratos contra a pessoa idosa
- **38**   **O QUE É ENVELHECER?**
  - 42   O processo natural de envelhecimento
  - 57   Imunidade
  - 60   Doenças mais comuns na pessoa idosa
  - 64   Como prestar um cuidado digno ao idoso?
  - 65   Principais terminologias relacionadas ao envelhecimento

72   CONVÍVIO FAMILIAR
74   A família
77   O universo do idoso
82   A família, o idoso e a institucionalização

86   O CUIDADOR DE IDOSOS
88   Regulamentação
92   Cuidar em equipe

98   CUIDANDO DE QUEM CUIDA
101   Fatores que podem comprometer a saúde do cuidador
104   Higiene pessoal do cuidador

108   HIGIENE PESSOAL DO IDOSO
112   Higiene oral
114   Higiene corporal

134   MOBILIDADE
136   Movimentando-se com autonomia
137   Movimentando-se com o auxílio de outras pessoas
137   Transferências

148   CUIDADOS COM A ALIMENTAÇÃO
152   Dietas
157   Hidratação

158   ADMINISTRAÇÃO DE MEDICAMENTOS
162   Tipos de medicação
163   Recomendações gerais
164   Adesão ao tratamento medicamentoso

166   QUEDAS
168   Principais fatores de risco
178   Consequências mais comuns

180 SITUAÇÕES DE EMERGÊNCIA EM CASA
- 182 Convulsão
- 183 Crise de hipoglicemia (diabetes)
- 184 Desidratação
- 184 Desmaio
- 184 Diarreia
- 185 Engasgo ou asfixia
- 186 Parada cardiorrespiratória
- 189 Queimadura
- 190 Sangramento
- 191 Vômito

192 QUALIDADE DE VIDA NO ENVELHECIMENTO
- 197 Sexualidade
- 200 Saúde e beleza
- 201 Atividades de lazer

204 DOENÇA DE ALZHEIMER
- 207 Tipos de demências
- 207 Características da doença

214 SAÚDE HOLÍSTICA
- 219 Principais terapias e práticas integrativas
- 224 Massagem

226 RELIGIOSIDADE E ESPIRITUALIDADE
- 230 Cuidados no final da vida
- 234 Cuidados paliativos

238 CONSIDERAÇÕES FINAIS

243 BIBLIOGRAFIA

Nota do editor

Esta publicação foi pensada como um recurso valioso para o cuidador ter em mãos no exercício de sua profissão. Escrita por quem tem muita experiência na área, *Cuidador de idosos: práticas e reflexões do cuidar com cuidado* visa oferecer informações essenciais relacionadas ao cuidado com idosos, perpassando por temas técnicos e reflexivos, a fim de que o profissional ou o familiar que zele pela pessoa idosa possa preparar-se para estar presente e ajudá-la no dia a dia.

O universo do idoso é bastante discutido na obra sob diferentes perspectivas: considerando o modo como o organismo envelhece, seus aspectos emocionais e sociais e a legislação brasileira. Se o livro traz orientações para a prevenção e o tratamento de doenças, também promove entendimento sobre a finitude da vida e a importância dos cuidados paliativos para garantir conforto e bem-estar até os últimos instantes da trajetória do idoso, sugerindo inúmeras atividades de lazer que podem aproximá-lo do cuidador e de seus familiares.

Com esta publicação, o Senac São Paulo tem o intuito de contribuir para que todos aqueles que se dedicam ao cuidado de idosos possam fazê-lo por meio de um conteúdo bastante abrangente e sensível ao tema.

Dedicatória

Dedico a todos que tive a oportunidade de conhecer e que, de alguma maneira, por caminhos repletos de conhecimento, alegrias ou tristezas, fizeram com que eu aprendesse, sorrisse, chorasse, orasse, me reinventasse e superasse a cada dia as minhas próprias limitações, em busca constante de crescimento profissional, pessoal e espiritual, propósito maior de minha atual existência, repleta de gratidão.

Agradecimentos

Aos muito queridos envelhecidos, que tive o privilégio de conhecer, cuidar, abraçar, sorrir ou chorar com eles. A outros que não estão mais entre nós, mas que, com a sabedoria da maturidade, um olhar carinhoso e profundo, muito me disseram além das palavras, dando-me a certeza de que a vida é feita de etapas e que cada uma delas tem seu brilho e sua luz, e que, mesmo nos atropelos da caminhada, devemos continuar e acreditar que quanto mais se vive mais teremos a fazer, a ensinar e a aprender de formas diferentes, reinventando-se e superando a si mesmo a cada segundo de nossa existência terrena, mantendo a certeza de que tudo vale a pena e que nada foi, é ou será absoluto.

À amada família, que esteve presente em cada etapa de construção deste trabalho.

Aos profissionais de diferentes áreas em suas *expertises*, àqueles que me despertaram admiração, transcendendo o profissional: com eles tive o privilégio de aprender, além dos livros e de suas experiências cotidianas, aspectos da vida e da finitude humana.

A Maria de Jesus B. M. Iannarelli, admirável assistente social e ser humano, por sua incansável disponibilidade de agregar e trocar conhecimentos e experiências de vida, estando presente com seu carinho e atenção em toda a elaboração desta obra.

Aos queridos amigos e amigas, que me incentivaram a divulgar meus conhecimentos e experiências, acreditando que poderia transcender às minhas próprias expectativas.

A Ana Pianucci, que me deu o privilégio de realizar, mesmo com a distância física, uma das mais importantes e honrosas responsabilidades de minha vida, a de transmitir conhecimentos de minha experiência profissional. Eterna gratidão!

Prefácio

Durante anos presenciei idosos com alto poder aquisitivo sendo atendidos pelos melhores profissionais, dispondo dos melhores recursos; em contrapartida, vivenciei situações em que idosos não tinham absolutamente nada a não ser sua fé.

No transitar desses universos tão distintos, mas tão iguais, familiares se unem para comprar roupas, medicamentos e alimentos, e se esforçam para cuidar de seus entes queridos. Nem sempre tudo acontece da maneira como os familiares esperam; muitos não conseguem superar diferenças e, em todas as classes, a discórdia e a desarmonia estão presentes.

Eu mesma já vi familiares se unirem para comprar objetos, visando proporcionar o melhor atendimento ao idoso, muitas vezes sem terem condições. E outros tendo de se adaptar a cômodos transformados em quarto hospitalar, fazendo das portas protetores de cama – para evitar a queda do idoso – e de cozinhas sala de curativo. Também vi idosos morando em um único cômodo onde cada canto representa um ambiente, com um banheiro externo que impossibilita o idoso acamado de poder receber um banho de chuveiro; outros vivendo em meio ao acúmulo de tecidos, papéis, relíquias de um passado de fartura, cigarros e medicamentos; com animais de estimação que envelheceram também e que são tão idosos quanto os seus donos.

Também notei famílias com alto poder aquisitivo oferecer todas as condições possíveis ao ente idoso, mas sem oferecer carinho. Muitos nem o olhar dedicavam ao idoso, que só era procurado na hora de pagar contas.

Houve idosos que não suportaram a partida de seus companheiros e se entregaram à profunda tristeza, à bebida e ao autoflagelo, acelerando sua própria partida, sem que ninguém – nem profissionais nem familiares – pudesse interferir em seu último desejo, o do reencontro eterno. Outros viveram entre cristais, pratarias, obras de arte e roupas de marca, mas extremamente sós, por não terem agregado valor aos seus relacionamentos.

Por outro lado, alguns idosos tinham seus dias recheados de atividades, bem-estar, atividades físicas, cognitivas, aulas de computação, pintura, artesanato e atendimentos de diferentes profissionais, envelhecendo com qualidade de vida e autonomia.

Diante de todas essas situações, qual a melhor abordagem para o *cuidar com cuidado* do idoso?

Cuidar com cuidado vai além de executar uma ação ou do simples ato operacionalizado de dar banho, alimentar o idoso ou ler um livro para ele. Cuidar com cuidado é verificar se a pessoa idosa está confortável com a temperatura da água, se é de seu agrado o alimento, se é interessante o conteúdo da leitura, etc.

As técnicas que descrevo neste livro estão em uma linha tênue entre querer, poder e fazer: não há limites para a imaginação e a criatividade quando se tem condições excelentes ou quando não se tem condição nenhuma de cuidar, mas existe um querer que move esforços para aquele que dedicou a vida para suprir a família.

Muitas das situações que vivenciei ocorreram durante o meu trabalho diário, em hospitais, clínicas, institutos de longa permanência (Ilpi), casas de repouso e domicílios. Não tenho a pretensão de, com este material, criar padrões de certo ou errado para o cuidar, mas oferecer o conhecimento mínimo para que se possa planejar o cuidar com cuidado, com os recursos que se tem.

Como enfermeira, ouvi, por diversas vezes, de outros profissionais que não estavam diretamente ligados ao cuidado com o idoso, que poderíamos causar danos à pessoa se administrássemos medicamentos ou efetuássemos técnicas de maneira errônea, mas o que posso afirmar é que qualquer pessoa – profissional da saúde, familiar ou cuidador – pode causar danos à saúde física e mental do idoso. Se você não tem conhecimento e não gosta de trabalhar com pessoas idosas pelos mais diversos motivos, então não o faça. Mesmo que trabalhe na recepção de um centro de idosos, por exemplo, uma palavra mal dita ou mal interpretada pode potencializar um estado depressivo e aumentar um conflito entre pais e filhos, trazendo um estado de profunda tristeza ao idoso. Nunca conseguiremos ter a certeza do que cada um traz de bagagem consigo quando chega a um local ou o que encontraremos ao entrar na casa de alguém: a palavra interpretada com descaso, uma crítica à maneira de agir com seus familiares ou até mesmo à forma como o idoso se alimenta ou recebe seus medicamentos podem desencadear um processo sem volta, levando à piora da saúde e da qualidade de vida dessa pessoa. Quando a crítica ou o comentário é feito por um profissional da saúde então, é como se o que foi dito pudesse salvar ou matar lentamente. Devemos estar atentos, portanto, ao nosso comportamento, refletindo se gostaríamos de ser criticados a todo instante por não tomar medicação, por exemplo. Somos cuidadores, e não ditadores de condutas e regras, em especial àqueles que viveram muitos anos.

Em minha carreira, lembro-me também de ter sido questionada sobre por que me emocionava ao saber que um idoso havia morrido. Diziam: "Você sabia como é trabalhar com idoso". Respondia que, apesar de entender e conhecer a finitude humana mais próxima nessa faixa etária, todos tinham uma história a contar e lutaram bravamente para viver ou sobreviver diante de tantos desafios que é estar vivo. Depois de tantos anos vivenciando vida e morte tão perto, ainda agradeço pela oportunidade que aquele ser humano teve de acertar, errar e realinhar seus caminhos até o último minuto. Assim, acredito que as pessoas e os profissionais envolvidos no trato com idosos deveriam entender que eles são pessoas que vivem, amam e são amados.

Nós, profissionais do cuidar, não podemos enquadrar o cuidado em itens, regras sem exceções, como "o banho diário dos idosos tem de ser realizado no período da manhã". Às 7 horas da manhã, idosos em clínicas são expostos ao frio porque existe uma rotina, um padrão a seguir, e após o banho são colocados para assistir TV... em qual programação? Futebol! Será que essa seria a melhor programação para todos?

Por que não música, vídeos com dança ou outras atividades personalizadas, adaptadas ao gosto de cada um?

Faltam funcionários? São muitos idosos? Muitos dependentes? Então deve-se propor regras e normas para as clínicas – e não para os idosos –, garantindo que o número de funcionários seja suficiente e que gostem do trabalho a que se propõem fazer, permitindo que os idosos possam se dar ao luxo, por exemplo, de às vezes tomarem banho às 8 h da manhã, ou à tarde.

Podemos e devemos ser mais maleáveis quando se trata de regras impostas. Profissionais que prestam serviços públicos e privados devem entender e gostar do que fazem, e devem haver regras e padrões a seguir para esses serviços, e não somente para os idosos.

Refletindo sobre esse contexto e centenas de outros que trago na lembrança, elaboro este material, trazendo o que aprendi na minha vida acadêmica, no meio profissional e muitos e muitos olhares, mãos carinhosas e afetuosas, além de lágrimas e sorrisos, rancores, resiliência, fé, descrença no ser humano e na vida, agradecimentos, cafés, bolos, despedidas e tristes partidas...

Tudo isso me faz acreditar em um novo olhar para uma nova era, em que coexista a liberdade com a responsabilidade de criar, de personalizar um cuidado único para cada idoso, com profissionais qualificados e preparados – não para seguirem regras somente, mas para agirem com discernimento e serem flexíveis quando necessário, tendo disposição e tempo para ouvir e cuidar, observando o bem-estar do idoso.

Convido todos à reflexão sobre o verdadeiro significado do cuidar com cuidado. Além das definições formais que relato aqui, espero que você, leitor, possa desenvolver o conceito e a prática do cuidar com a leveza de quem respeita – por amor, não por compaixão ou piedade –, de quem entende a finitude humana e de quem compreende a transcendência do cuidar com cuidado como o verdadeiro significado da vida.

O idoso na sociedade

Viver e não ter a vergonha
De ser feliz
Cantar e cantar e cantar
A beleza de ser um eterno aprendiz

Ah, meu Deus!
Eu sei, eu sei
Que a vida devia ser
Bem melhor e será
Mas isso não impede
Que eu repita
É bonita, é bonita
E é bonita

(O QUE É, O QUE É?, GONZAGUINHA)

O mundo envelhece segundo dados do último relatório da Organização das Nações Unidas. Se a expectativa de vida do brasileiro, atualmente, é de 75,8 anos, alcançará 88,6 anos em 2100. O número de pessoas no mundo com 60 anos ou mais aumentará de 962 milhões para 2,1 bilhões em 2050, e chegará a 3,1 bilhões em 2100 (United Nations, 2017). Considerando também as projeções do IBGE, o número de pessoas no Brasil com 60 anos ou mais passará de 19,6 milhões para 66,5 milhões, entre 2010 e 2050 (Leal, 2016), representando um aumento de 239% da população nessa faixa etária.

Tal contexto reitera a necessidade de voltarmos nosso olhar para o envelhecimento, considerando as necessidades emocionais, físicas e sociais dos idosos, às quais devemos nos adequar. Não conseguiremos superar as dificuldades presentes se não houver um empenho conjunto para abrirmos um novo e sólido caminho para o envelhecimento, em toda sua complexidade. A população com 60 anos ou mais demanda, dos serviços de saúde, das instituições públicas e privadas e dos familiares, preparo, paciência e gastos para os quais a grande maioria não está preparada. O despreparo para o cuidado específico e integral torna necessária a busca constante de conhecimento e profissionalização por parte dos cuidadores formais e familiares. Com o aumento da longevidade, cabe agora pensarmos de que maneira chegaremos ao centenário. É preciso analisar que tipo de demanda por cuidados específicos poderemos vir a ter, considerando possíveis limitações, doenças degenerativas e crônicas que poderão surgir, dependendo do estilo de vida que escolhemos no presente. Também é necessário pensar sobre como os que já se encontram com mais de 60 anos podem se reinventar: eles trazem consigo as escolhas e as imposições que cada época imprimiu em suas histórias, mas podem ressignificá-las.

Vemo-nos hoje diante de muitos idosos em situação de fragilidade, de parcial ou total dependência para realizar atividades da vida diária. A internação hospitalar é um recurso muitas vezes necessário, sobrecarregando os serviços de saúde, que também necessitam urgentemente de aprimoramento, treinamento e recursos para o atendimento do público idoso. Nos cuidados domiciliares exercidos por familiares, cuidadores informais e pessoas solidárias à necessidade alheia, o tratamento é, no início, envolvido por compaixão, amor e carinho, mas, com o passar do tempo, pode se transformar em cansaço e gerar desgastes financeiros e emocionais. Nesse contexto, o cuidador de idoso treinado e com conhecimentos específicos é peça fundamental no desafio de proporcionar um envelhecimento com menos limitações e com qualidade de vida ao idoso – e a seus familiares –, preservando a sua dignidade, valorizando a convivência social e familiar.

O aumento do número de idosos no Brasil levou o serviço público e privado a se adequar e investir em melhorias para o atendimento dessa população, criando programas e atenção diferenciada. Porém, o desafio só está começando: a fragilidade e a vulnerabilidade que se encontram muitos dos idosos na sociedade na qual estão inseridos ainda é preocupante e alarmante, diante da instabilidade política e econômica de nosso país, que ainda tem de passar por profundas mudanças sociais em paralelo ao desenvolvimento de políticas públicas voltadas aos idosos, visando garantir a subsistência da pessoa idosa e ampliar sua qualidade de vida.

O que podemos fazer então?

Manter-nos atualizados, acompanhando notícias e entidades que trabalham para a melhoria no atendimento e na prestação de serviço especializado. Também devemos estar atentos aos serviços públicos e privados dirigidos ao idoso, que crescem a cada dia em todas as cidades do país.

Diante desse atual e crescente panorama, surge a necessidade urgente de um novo olhar para o cuidado com o idoso, transcendendo técnicas, quebrando paradigmas, desafiando meios acadêmicos, tecnológicos e profissionais. Afinal, como cuidar da pessoa idosa?

Cuidar! Cuidar!

Quem está preparado para cuidar de si?

E do outro? Como?

Cuidado humanizado? Humanização no cuidar?

Mas quem cuida já não tem o dever de humanizar?

O cuidar não deve ser rotulado ou categorizado, e sim personalizado: cada indivíduo deve receber o cuidado da forma mais adequada, conforme uma situação específica. Isso se aplica tanto ao idoso como aos que cuidam dele, lembrando sempre que devemos ter conhecimento mínimo de técnicas básicas e buscar orientação com profissionais especializados da saúde.

Um novo cuidar deve ser alicerçado pelo respeito às diferenças de cada indivíduo, de cada família e de cada contexto social: cuidar com cuidado é diferente de simplesmente cuidar.

Sob o olhar de quem já vivenciou cenários diferentes na arte de cuidar, posso garantir que não podemos impor como fazer, e sim oferecer conhecimento para que sejam feitas melhorias e adaptações. Mas quem vai, efetivamente, definir o que e como será o cuidado prestado é o cuidador, que, por mãos e corpos ágeis e sensíveis, olhos aguçados, com o coração repleto de atenção plena e consciência envolvida por conhecimento, deve saber agir de maneira correta e eficiente, propiciando o conforto esperado e cuidando de maneira integral e holística do idoso, como veremos no transcorrer desta leitura. Mas como transitar entre o cuidar convencional e o "humanizado", que nos levará ao fascinante universo individual de cada ser humano?

Com o avanço da tecnologia e da medicina, conseguimos prolongar anos de vida, mas, se recordarmos o sentido da longevidade descrito pelas culturas mais antigas, notaremos que entramos em uma rota sem volta no que diz respeito à maneira de envelhecer e de superar a cada minuto a sua própria obsolescência.

ENVELHECIMENTO *VERSUS* LONGEVIDADE PLENA

Se o envelhecimento se dá ao longo dos anos, caracterizando aquele ou aquilo que se torna velho, antigo, e que aos poucos vai perdendo vigor, a longevidade plena vai além da idade cronológica das pessoas. Para atingi-la, é necessário nascer, crescer e envelhecer valorizando o que o nosso corpo e mente trazem consigo e desenvolvem ao longo dos anos, em razão de nossas experiências vividas e compartilhadas, de nossas atitudes e de nosso propósito de vida. É preciso se dar conta de que, mesmo com documentos registrando muitos anos, sua experiência de vida ainda é necessária para a sociedade, para a família e para o mundo, e que, aos poucos, ainda precisa de seu sorriso, de sua vontade de continuar a contribuir, de trocar experiências, da curiosidade de quem ainda tem tanto a ver, aprender e desvendar. Mesmo que seu corpo físico insista em mostrar suas limitações, sua mente é livre, seus olhos ainda se espantam com as novidades que chegam pelas mãos dos mais jovens, mas isso só pode ser possível se for cultivada, em cada criança de hoje, a semente da certeza de que tudo envelhece – a longevidade depende da maneira como será regada essa semente.

O bem-estar físico e emocional do idoso depende diretamente de como se relacionou com a sociedade durante toda sua vida e de como será essa relação com a sua finitude.

Podemos chegar aos 100 anos e continuar ativos. Isso significa que, se as pessoas seguirem as leis da natureza e mantiverem uma vida equilibrada desde o nascimento, podem ter seu envelhecimento pautado na longevidade ativa e plena. Para tanto, é necessário que tenha cuidados desde cedo quanto à dieta, ao trabalho, aos exercícios, ao repouso, ao lazer e à sociabilização.

NOVOS DESAFIOS

As limitações físicas são devastadoras para boa parte dos idosos e da sociedade. O alto custo e os cuidados específicos e constantes desafiam até os mais precavidos e experientes estudiosos sobre o envelhecimento.

As famílias também se mostram despreparadas para ter de subitamente reconhecer a fragilidade daquele que por uma vida inteira foi a sustentação material e emocional de uma ou mais gerações.

Evidencia-se, assim, a necessidade de adentrar ao seio familiar, hoje com novos formatos e configurações, redes de auxílios, sociais ou não, públicas ou privadas, nas quais cada indivíduo tem seu papel reescrito no cuidado de um ou mais idosos.

Nesse contexto, encontramos diferentes demandas, como a constante necessidade de aperfeiçoamento da legislação em vigor, do treinamento e compartilhamento de experiências no que diz respeito ao cuidar diretamente dos idosos (dependente e sem dependência), tanto pelos serviços públicos como pelos familiares e pela sociedade em que estão inseridos.

Por todos esses motivos, é preciso abordar temas relacionados não só às políticas públicas mas também ao cuidado propriamente dito, auxiliando o dia a dia de quem só tem tempo de fazer a mudança em seu pequeno universo solitário ou em grupos solidários a suas necessidades e dor.

NOVO OLHAR, NOVA ERA

A linguagem adotada neste livro é simples, de fácil acesso, tratando de dúvidas, anseios e dificuldades que só conhece quem os vivencia 24 horas nos cuidados domiciliares e mais íntimos.

Sabemos o que temos de fazer, mas desconhecemos como fazer para simplificar o dia a dia do idoso e de quem cuida dele.

Precisamos conhecer os protocolos básicos a seguir, mas não só isso, porque o cuidado é personalizado, e isso nenhuma discussão ou ninguém poderá criar, inventar ou patentear.

O cuidado personalizado e humanizado de que tanto se fala é exclusivo: somente na hora saberemos a maneira, que sequer poderemos chamar de correta ou incorreta, mas somente de *a mais adequada* para determinada situação.

Muitos tentam rotular como certas ou erradas as técnicas e os cuidados com idosos, para diversas patologias e necessidades, mas é muito difícil conseguir afirmar que tudo será da forma como foi descrito ou planejado.

Apresentaremos aqui propostas para facilitar o dia a dia, mas muitas vezes será preciso efetuar adaptações para personalizar o cuidado, fazendo o melhor possível em um dado momento, seguindo padrões de segurança para os cuidadores e os idosos.

E é nessa personalização com conhecimento que se encontra a fascinante e gratificante arte do cuidar com cuidado.

Mas como aliviar o estresse dos familiares, dos cuidadores e do próprio idoso que tem, muitas vezes, total consciência de sua dependência e fragilidade para as atividades do dia a dia, e que calado se condena por suas patologias e limitações, sem nada poder fazer? Em alguns casos, encontramos idosos que se acomodam diante da vida e se aproveitam de alguma fragilidade ou patologia para manter a família ou os cuidadores próximos, aumentando o sentimento de culpa de familiares ou deixando situações mal resolvidas do passado sem um desfecho, tornando o idoso e seus familiares cada dia mais distantes e tristes.

Muitas das gerações já envelhecidas trazem as marcas das imposições. Para esses idosos, o envelhecimento é um cruel caminhar, no qual todos que estão ao seu lado têm de sofrer e envelhecer juntos, mais marcante para aqueles que não se permitiram trocar experiências e seguir com o olhar e o coração abertos para o novo.

Para outros idosos dessa mesma geração, tudo é sinal de "missão cumprida", trabalho realizado, filhos criados ou não, perdas ou não; tudo tem um sentido e um propósito, e a continuidade, a resiliência, a alegria e a fé muito presente fazem com que essas pessoas estejam de bem com seu envelhecimento e sejam um bálsamo para seus cuidadores e familiares.

Entender, conhecer, reconhecer, compartilhar, estudar, pesquisar, treinar cuidadores formais e informais, ampliar as redes de apoio público e privado, introduzir nas escolas disciplinas que discutam o envelhecimento e mostrem o ciclo de vida humano, desde a fecundação até a finitude humana: essas são medidas possíveis para ampliar o cuidar com cuidado aos idosos.

Porém, o que vemos hoje são crianças, jovens e adultos que só aprenderam na escola o ciclo de vida da fecundação até o nascimento, e depois do nascimento até a adolescência, como se houvesse uma vaga ideia do que seria chegar aos 60, 80 ou 100 anos, mas não aprenderam o que acontece depois, enxergando o idoso como um ser à parte. Ouvimos muitos dizerem: "Nossa, meu pai ficou velho...". O seu pai ficou velho? Você também ficou!

Discussões são de extrema necessidade para implementar novas metas e políticas públicas, mas existe a necessidade de uma conscientização de como melhorar as condições para a futura geração. Não se pode focar somente no presente ou "apagar incêndios": o olhar humanizado não é somente aquele que supre as necessidades básicas, físicas e afetivas, mas também o olhar que proporciona ao idoso e ao familiar a oportunidade de ter novas perspectivas, de continuar a criar, de entender o que é envelhecimento e conseguir se preparar para essa etapa, sabendo o que, como e por que adotar determinado procedimento. Não adianta os profissionais dizerem que é preciso tomar mais água, caminhar, ler mais, fazer palavras cruzadas, conversar e sair mais de casa, se não se sabe para quê.

Sem saber os porquês, muitas vezes não faz sentido para idosos e familiares, que só podem comprar o básico do básico, por exemplo, seguir as orientações do profissional. Esse novo olhar personalizado não abrange somente o cuidado humanizado mas também todo o contexto em que está inserido o idoso.

REFLEXÕES, CONCEITOS E
PRECONCEITOS DO ENVELHECER

Na sociedade em que vivemos, sofremos forte influência de opiniões, conceitos e preconceitos em relação ao envelhecimento populacional. Carregamos em nossas lembranças as mais variadas frases relacionadas aos idosos ou às características dessa fase de vida, associadas à aposentadoria, ao sexo, à beleza, ao trabalho... rótulos que podemos guardar ou desprezar.

Nesse sentido, é urgente a necessidade de promover discussões e orientações sobre o envelhecimento para que possamos, junto à sociedade, às crianças, aos adultos e aos idosos, também reforçar conceitos e papéis de cada indivíduo em cada fase de sua vida.

Lembrando que o envelhecer inicia assim que existe a fecundação, então não podemos generalizar as dificuldades ou facilidades de cada um diante do envelhecer. Devemos desmitificar os mitos e os estereótipos que ouvimos e observar que podemos, sim, apesar do desgaste sofrido pelos anos de vida, ter padrões mentais positivos em relação a essa fase, sabendo que a finitude é inevitável a todo ser vivo.

A PESSOA IDOSA E
SEUS DIREITOS

ESTATUTO DO IDOSO

O Estatuto do Idoso, Lei nº 10.741/03 (Brasil, 2003), é a legislação protetiva ao idoso com mais impacto para a sociedade, visando normatizar e regularizar o direito às pessoas idosas, com idade igual ou superior a 60 anos, no Brasil.

Segundo o Estatuto:

>> É obrigação da família, da comunidade, da sociedade e do Poder Público assegurar ao idoso, com absoluta prioridade, a efetivação do direito à vida, à saúde, à alimentação, à educação, à cultura, ao esporte, ao lazer, ao trabalho, à cidadania, à liberdade, à dignidade, ao respeito e à convivência familiar e comunitária.

>> É vedado qualquer tipo de negligência, discriminação, violência, crueldade ou opressão ao idoso, devendo ser punido todo atentado aos seus direitos, por ação ou omissão. É dever de todos prevenir a ameaça ou a violação aos direitos do idoso.

>> Todo cidadão que tenha testemunhado ou tenha conhecimento de qualquer forma de violação ao Estatuto tem o dever de comunicar o fato à autoridade competente, sob pena de ser responsabilizado.

>> A inobservância das normas de prevenção da ameaça ou violação aos direitos do idoso implicará responsabilidade a pessoas físicas e jurídicas.

>> O envelhecimento é um direito de todo ser humano, e a sua proteção é um direito social.

>> O respeito e a dignidade decorrem do pleno exercício de sua liberdade, entendendo-se liberdade como autonomia, como capacidade de exercer com consciência os seus direitos, sendo dever de todos colocar o idoso a salvo de qualquer tratamento desumano ou constrangedor.

>> O Ministério da Saúde tem o dever de fornecer aos idosos, gratuitamente, medicamentos, especialmente os de uso continuado, assim como próteses, órteses e outros recursos relativos a tratamento, habilitação e reabilitação. Além disso, está previsto o atendimento domiciliar, incluindo a internação, para o idoso que dele necessitar e esteja impossibilitado de se locomover.

- » O idoso tem o direito de ser inserido no processo cultural: o Estatuto garante que a participação dos idosos em atividades culturais e de lazer será proporcionada mediante descontos de pelo menos 50% nos ingressos para eventos artísticos, culturais, esportivos e de lazer, bem como o acesso preferencial aos respectivos locais.

- » Na admissão do idoso em qualquer trabalho ou emprego, é vedada a discriminação e a fixação de limite máximo de idade, inclusive para concursos, com ressalva aos casos em que a natureza do cargo exigir.

- » A data-base dos aposentados e pensionistas passa a ser o dia 1º de maio.

- » O idoso goza de prioridade na aquisição de imóvel para moradia própria, nos programas habitacionais, públicos ou subsidiados com recursos públicos.

- » É assegurada a gratuidade nos transportes coletivos públicos urbanos e semiurbanos, exceto nos serviços seletivos e especiais, aos maiores de 65 anos, bastando, para tanto, que o idoso apresente qualquer documento pessoal que identifique sua idade, sendo reservados 10% dos assentos para os mesmos. A legislação local poderá dispor sobre as condições para o exercício de tal gratuidade às pessoas compreendidas na faixa etária entre 60 e 65 anos. O idoso que comprove renda de até dois salários mínimos também tem direito ao transporte coletivo interestadual gratuito, sendo assegurada a gratuidade de duas vagas por veículo e o desconto de 50% no valor da passagem que exceder à reserva de vagas.

- » Quanto ao acesso à justiça, o Estatuto assegura prioridade na tramitação dos processos. Tal prioridade será requerida à autoridade judiciária competente, mediante prova de sua idade. Ressalte-se que essa prioridade não cessará com a morte do beneficiado, estendendo-se em favor do cônjuge supérstite, companheiro ou companheira, com união estável, maior de 60 anos. A prioridade também se estende aos processos e procedimentos na administração pública, empresas prestadoras de serviços públicos e instituições financeiras, ao atendimento preferencial junto à Defensoria Pública da União, dos Estados e do Distrito Federal em relação aos Serviços de Assistência Judiciária, sendo garantido ao idoso o fácil acesso a assentos e caixas, identificados devidamente em local visível e com caracteres legíveis.

Em 13 de julho de 2017, a Lei nº 13.466/17 entrou em vigor, alterando alguns artigos do Estatuto do Idoso, sendo incluída, por exemplo, a prioridade especial aos maiores de 80 anos, com relação àqueles com mais de 60 anos.

O Estatuto do Idoso (Brasil, 2003) destaca, ainda, uma série de crimes específicos contra o idoso e suas penalidades:

>> Prevê pena de reclusão de seis meses a um ano e multa a quem discriminar pessoa idosa, impedindo ou dificultando seu acesso a operações bancárias, aos meios de transporte e ao exercício da cidadania. Na mesma pena incorre quem desdenhar, humilhar ou menosprezar pessoa idosa. Essa pena, porém, será aumentada em um terço se a vítima se encontrar sob os cuidados ou responsabilidade do agente.

>> Prevê pena de detenção de seis meses a um ano e multa a quem deixar de prestar assistência ao idoso em situação de iminente perigo ou recusar, retardar ou dificultar sua assistência à saúde, ou não pedir, nesses casos, socorro à autoridade pública, quando seja possível fazê-lo sem risco pessoal. Essa pena será aumentada de metade se dessa omissão resultar lesão corporal grave; e triplicada, em caso de morte.

>> Prevê pena de detenção de seis meses a três anos e multa a quem abandonar o idoso em hospitais, casas de saúde, entidades de longa permanência ou congêneres, ou não prover suas necessidades básicas, quando obrigado por lei.

>> Quem expõe a perigo a integridade e a saúde, física ou psíquica, do idoso, submetendo-o a condições desumanas ou degradantes, ou privando-o de alimentos e cuidados indispensáveis, quando obrigado a fazê-lo, incorre em pena de detenção de dois meses a um ano e multa. Se do fato resultar lesão corporal de natureza grave, a pena passa a ser de reclusão de um a quatro anos e, se resultar em morte, de quatro a doze anos de reclusão.

>> Quem se apropria de bens, proventos, pensão ou qualquer outro rendimento do idoso, dando-lhes aplicação diversa da de sua finalidade, é apenada com reclusão de um a quatro anos e multa.

>> Prevê pena de detenção de seis meses a dois anos e multa a quem reter o cartão magnético de conta bancária relativa a benefícios, proventos ou pensão do idoso, bem como qualquer outro documento com objetivo de assegurar recebimento ou ressarcimento de dívida.

>> Quem induz pessoa idosa sem discernimento de seus atos a outorgar procuração para fins de administração de bens ou deles dispor livremente é apenado com reclusão de dois a quatro anos.

A PESSOA IDOSA E
SEUS DEVERES

Paralelamente aos direitos, é preciso também pensar nos deveres dos idosos como algo que norteia suas escolhas, seus limites, dá segurança a eles e os ajuda a estabelecer metas e objetivos, auxiliando a si mesmo e a quem vive ao redor.

Muitos idosos acreditam que tenham passe livre para fazer, falar e agir do jeito que quiserem, muitas vezes arriscando sua própria vida e a dos outros, ao atravessar fora da faixa de pedestre, ao estacionar utilizando duas vagas para idosos ou não, parando em fila dupla, deixando de fazer exames de visão de rotina por receio de o proibirem de dirigir, falando alto e grosseiramente com as pessoas, valendo-se da idade e da credibilidade que o idoso tem perante a sociedade, entre muitas outras situações em que somente os direitos são lembrados e os deveres como cidadãos e pessoas são esquecidos.

A conscientização deve existir sempre. Não é porque se chegou aos 60 ou 65 anos que se pode mudar as regras e deixar de respeitar a si e a sociedade.

Ter os direitos de quem já viveu e trabalhou por muitos anos, sim, mas se esquecer de que ainda faz parte de uma sociedade com regras de etiqueta leva inclusive a pensar se o idoso não estaria sofrendo de alguma patologia, quando se percebe uma mudança repentina de comportamento.

VIOLÊNCIA E MAUS TRATOS
CONTRA A PESSOA IDOSA

O Estatuto do Idoso, ao citar a violência, traz à tona o compromisso e a responsabilidade da sociedade, da família e de outros envolvidos em cuidar da pessoa idosa. De acordo com a Organização Mundial de Saúde, os maus tratos aos idosos podem ser definidos como:

> Ações ou omissões cometidas uma vez ou muitas vezes, prejudicando a integridade física e emocional da pessoa idosa, impedindo o desempenho de seu papel social. A violência acontece na maior parte do tempo dentro do contexto familiar, sobretudo dos filhos, dos cônjuges, dos parentes, dos cuidadores, da comunidade e da sociedade em geral. (OMS, 2002, p. 3)

O *Manual de enfrentamento à violência contra a pessoa idosa* (Brasil, 2013b), desenvolvido pela Secretaria de Direitos Humanos, por sua vez, define diferentes tipos de abusos ou violência:

» **ABUSO FÍSICO** corresponde à maior parte das queixas das pessoas idosas e costuma acontecer no seio da família, na rua, nas instituições de prestação de serviços, entre outros espaços. Pode gerar lesões e traumas, que levam à internação hospitalar ou à morte, ou pode ser praticamente invisível.

» **ABUSO PSICOLÓGICO** abrange todas as formas de menosprezo, de desprezo e de discriminação que provocam sofrimento mental. Configura-se quando dizemos ao idoso palavras ofensivas ou adotamos atitudes de discriminação ou descaso.

» **ABANDONO** é uma das formas mais perversas de violência. Cuidadores e órgãos públicos já constataram queixas como: deixar o idoso em um quartinho nos fundos da casa, retirando-o do convívio com outros membros da família; deixá-lo sem medicamentos, sem alimentação ou higiene adequada, por horas ou até um dia inteiro; manter a casa em condições insalubres e inseguras, levando o idoso a quedas e riscos de morte; conduzi-lo a um abrigo ou a qualquer outra instituição de longa permanência contra a sua vontade; não atender a outras necessidades básicas do idoso.

» **NEGLIGÊNCIA** é o descaso no controle e na vigilância de todos os tipos de atendimentos ao idoso, abrangendo desde serviços públicos a instalações domiciliares. Muitos locais públicos de atendimento à saúde mantêm profissionais desqualificados sem experiência prévia quanto às alterações do envelhecimento, levando à piora de patologias e comprometendo a senescência do envelhecimento. O mesmo ocorre quando familiares tentam cuidar do idoso em casa, sem conhecimento ou infraestrutura adequada. Este tipo de violência é aquele que não vemos ou não queremos ver, diferentemente daquele em que o idoso é agredido fisicamente e exposto à mídia, causando comoção geral nas pessoas.

A precariedade do comprometimento de familiares, da sociedade, dos profissionais da saúde e de outros setores, bem como a falta de empenho de órgãos públicos e da iniciativa privada em modificar o que precisa ser corrigido e investir em qualificação contínua e melhorias no ambiente físico por onde circula essa população também são um tipo de violência contra o idoso.

Como cuidadores, devemos desenvolver um olhar atento em relação ao cotidiano do idoso e propor sugestões e orientação a fim de que seja possível oferecer condições de envelhecimento digno e justo para todos.

Para tanto, nada melhor do que a prevenção, por meio de recursos adequados, para que as pessoas idosas, famílias, cuidadores, instituições e profissionais possam identificar e combater casos abusivos.

Caso haja alguma suspeita de violência contra o idoso, é preciso investigar para obter a confirmação dos fatos – a suspeita em si não serve como prova de violência.

DISQUE IDOSO OU DISQUE DENÚNCIA

Trata-se de um serviço telefônico gratuito que recebe denúncias e informa onde se pode encontrar ajuda. As denúncias podem ser feitas de forma anônima ou não. A pessoa que atende as ligações é treinada para informar e encaminhar as providências necessárias. Em boa parte dos municípios já existe a oferta desse serviço, cujo número de telefone é bastante divulgado em cada cidade e estado.

CENTRO DE REFERÊNCIA DA VIOLÊNCIA

Já existem em várias cidades os Centros de Referência da Violência para o atendimento das pessoas idosas que tenham sofrido qualquer tipo de agressão. Eles são formados por uma equipe de profissionais de diversas categorias – assistente social, psicólogo, advogado, etc. –, que se especializaram no atendimento à violência.

O Estatuto do Idoso responsabiliza os Conselhos do Idoso – nacional, estaduais e municipais – pela defesa e proteção dos direitos das pessoas idosas. Os conselhos podem receber denúncias de violação de direitos e encaminhá-las aos órgãos competentes do município para as providências que devem ser tomadas.

CENTRO DE REFERÊNCIA DE ASSISTÊNCIA SOCIAL (CRAS)

Os CRAS são as unidades públicas responsáveis pela oferta de serviços continuados de proteção social básica de assistência social a famílias e indivíduos em situação de vulnerabilidade social, oferecendo serviços, projetos e benefícios. São vinculados à Secretaria de Assistência Social da cidade, que oferece profissionais habilitados para esclarecimento de dúvidas e necessidades das pessoas que se dirigem a esse serviço público.

A violência, nas suas mais diversas manifestações, é uma questão de saúde pública, notoriamente reconhecida pela Organização Mundial de Saúde. As Unidades Básicas de Saúde (UBS), a Estratégia Saúde da Família (ESF), os ambulatórios de especialidades, os serviços de emergência, etc. tem a responsabilidade de atender pessoas vítimas de violência.

Nos casos em que a violência ocorra em lares cujos moradores não frequentem a rede pública, mas somente a rede particular de saúde ou a rede social, quando houver suspeita, a denúncia poderá ser feita aos profissionais da saúde ou a outros centros e locais frequentados pelos idosos ou familiares, desde que haja provas.

O que é envelhecer?

A coisa mais moderna que existe
nessa vida é envelhecer
A barba vai descendo e os cabelos vão
caindo pra cabeça aparecer
Os filhos vão crescendo e o tempo vai
dizendo que agora é pra valer
Os outros vão morrendo e a gente
aprendendo a esquecer
[...]
Pois ser eternamente adolescente
nada é mais démodé
Com uns ralos fios de cabelo sobre
a testa que não para de crescer
Não sei por que essa gente vira a cara
pro presente e esquece de aprender
Que felizmente ou infelizmente
sempre o tempo vai correr

(*ENVELHECER*, ARNALDO ANTUNES)

Biologicamente, o envelhecimento está relacionado aos fenômenos que levam à redução da capacidade de adaptação a sobrecargas funcionais. Cronologicamente, está associado à idade de 60 anos ou mais, nos países em desenvolvimento, e de 65 anos ou mais, nos países desenvolvidos.

O envelhecimento pode acontecer de maneira diferente para cada pessoa, sendo classificado como senescência, quando decorre de um processo natural pelo desgaste dos anos vividos, e senilidade, quando o envelhecimento é acompanhado de doenças que causam limitações, tornando os idosos frágeis, com ou sem dependência de outras pessoas para realizar suas atividades diárias.

Antes de apresentar a senilidade, os idosos manifestam diferentes sinais de envelhecimento físico e psíquico, como a instabilidade, que pode provocar quedas e, consequentemente, levar à imobilidade e à insuficiência cognitiva, dando início a patologias demenciais. Esse quadro gera diminuição da socialização e perda de funções básicas em longo prazo.

Todas essas manifestações levam os idosos a receberem maior número de medicamentos para diversas doenças, ocasionando as iatrogenias, uma das consequências indesejadas da polifarmácia, piorando seu quadro por conta dos efeitos colaterais ou interações medicamentosas.

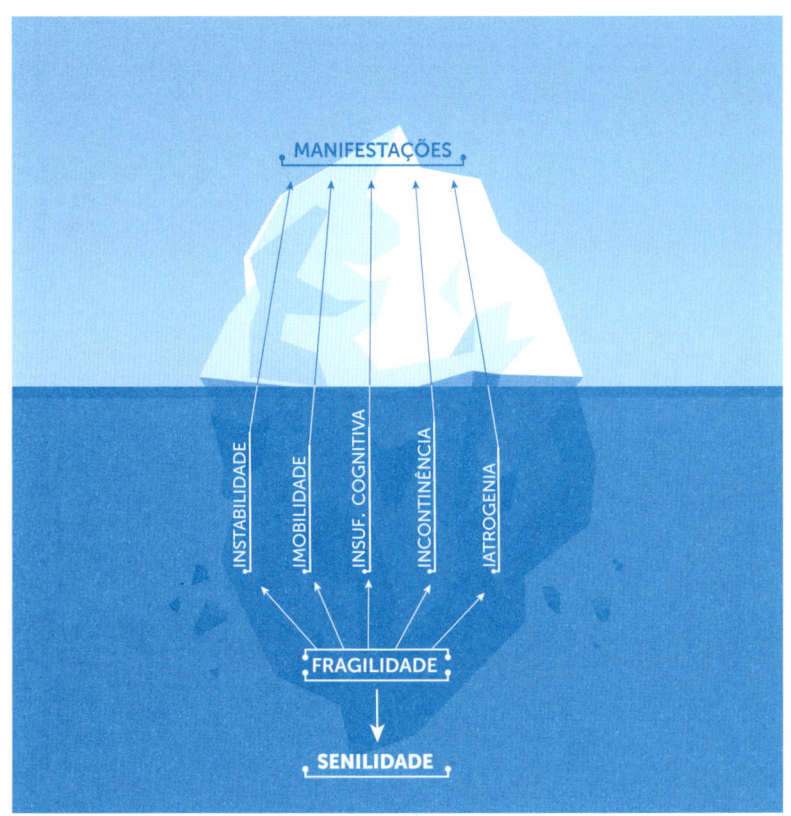

FIGURA 1 |
DECLÍNIO FUNCIONAL E SÍNDROME DA FRAGILIDADE NO IDOSO.
FONTE: ADAPTADO DE ©VVSTUDIO - FREEPIK.COM.

Em decorrência disso, o idoso passa a apresentar um estado temporário ou crônico de fragilidade, síndrome clínica caracterizada pelo declínio cumulativo dos sistemas fisiológicos, que o torna mais vulnerável a fatores adversos, por conta da dificuldade de manter-se bem em situações de exposição a diferentes condições, internas e externas.

Nesse contexto, é importante que o cuidador, formal ou informal, lembre-se de que temos de cuidar e auxiliar, mas prezando pela independência do idoso.

Isso significa que não devemos agir por ele, mas sim ajudá-lo a seguir com o autocuidado, mesmo que tenha limitações físicas e cognitivas, até o momento em que não consiga mais realizar suas tarefas sozinho – quando, então, o cuidado passará a ser direcionado e personalizado.

O PROCESSO NATURAL
DE ENVELHECIMENTO

ASPECTO PSÍQUICO

O envelhecimento é um processo natural desde nosso nascimento, que perdura por toda nossa existência. Ao longo da vida, temos o desgaste de toda a estrutura que mantém o corpo ativo e não necessariamente teremos doenças apenas por conta da alteração natural do uso contínuo e prolongado de nossos órgãos.

O declínio de cada um vai depender de como, no dia a dia, vamos nos comportar e nos relacionar com nosso organismo: uma pessoa pode nascer com imensa vitalidade e saúde, podendo esgotá-las rapidamente nos primeiros anos de vida ou na juventude, conforme o estilo de vida que adotar, ou nascer com saúde frágil, mas chegar a viver até 100 anos; tudo depende de como "vive a vida".

A forma como cada pessoa se relaciona consigo mesma, seus desejos, suas necessidades, seu universo interno e externo são fatores que influenciam o envelhecimento, por isso devemos sempre personalizar o atendimento e o cuidado para cada um.

Assim, é preciso usufruir do que os dias atuais nos proporcionam, com a tecnologia e principalmente com a consciência de preservação e cuidado com o corpo e a mente.

Então quais seriam as alterações relacionadas com o envelhecimento normal do ser humano, no que diz respeito às nossas emoções ou aspectos psicossociais?

Muitos dos processos biológicos e funcionais são derivados de longos períodos de isolamento social, solidão, descaso de familiares e da sociedade. Durante anos, o idoso foi e ainda é visto como triste, carente, chorão, rabugento, cheio de dores, etc.

Com o avanço dos estudos gerontológicos, já temos um novo panorama, segundo o qual a sociabilização do idoso é prioridade no tratamento e na prevenção de várias patologias.

Devemos também levar em conta a personalidade de cada um: um idoso que sempre foi tímido não conseguirá, de uma hora para outra, participar de um baile da primavera e dançar. Outros que durante toda vida foram despojados e extrovertidos terão mais facilidade de se inserir em uma instituição de longa permanência.

Assim, todas as mudanças que ocorrem no envelhecimento dependerão de como seus conflitos foram vivenciados durante as idades mais tenras, de como foi a sua capacidade de se adaptar a várias situações durante a vida.

Quando houve experiências negativas, marcadas pelo abandono, por relações afetivas deturbadas entre familiares, amigos e vizinhos, cresce a possibilidade de isolamento, assim como patologias diversas, por conta da falta de atenção com o próprio cuidar, má alimentação e higiene precária, associando-se os casos mais graves à depressão, que em muitas situações é subestimada pelos profissionais da saúde e familiares.

No caso de idosos com experiências de vida que agregam mais situações positivas, superações de desafios e perdas, que viveram e cresceram em um ambiente confortável e emocionalmente saudável, eles têm maior probabilidade de desenvolver habilidades pessoais e emocionais que os auxiliarão durante toda a vida.

A resiliência desenvolvida durante a vida infantil e adulta estará mais presente no final dessa fase, extraindo das experiências vivenciadas o suporte necessário para enfrentar os desafios diários, fazendo o entardecer da vida mais uma etapa a ser superada com sabedoria.

E é nessa fase que as reflexões da vida, da existência e do autoquestionamento se fazem presentes: O que fiz? O que faço? O que tenho a fazer? Quanto tempo ainda tenho?

Diante dos novos desafios, o envelhecimento traz consigo o espelho da própria finitude e do outro que também envelhece: amigos, companheiros, filhos, vizinhos, as perdas de entes queridos, a aposentadoria, os filhos traçando seus destinos, enfim, os cursos naturais da existência humana também pesam sobre os ombros já cansados dos idosos.

COMO PODEMOS AUXILIAR?

Devemos observar como o idoso aceita todas essas novas situações. Ao lidar com o luto de cada perda, o idoso pode caminhar para uma aceitação e continuar sua vida com sentimentos produtivos e construtivos ou se afundar na tristeza e amargura, à espera de sua finitude, o que caracteriza a senescência psíquica.

O importante é estarmos atentos a reações depressivas, instabilidades emocionais e comportamentos estranhos ao modo de vida dos idosos.

Devemos conhecer o contexto em que se insere esse idoso que cuidamos, ter ouvidos e mente abertos para captar sinais por meio de atos, palavras, histórias e atitudes que tragam à superfície dificuldades emocionais que podem se tornar mais graves se não forem entendidas e valorizadas – e nós, profissionais, somos ponte entre a sociedade e os idosos, que muitas vezes não falam, mas apontam, como num pedido de socorro, para sua sobrevivência.

ASPECTO SOCIAL

O convívio social é tão ou mais importante do que o tratamento médico; sem sociabilização o ser humano não sobreviveria, pois somos seres gregários, que necessitam estar em grupos. Existem inúmeros trabalhos que comprovam os benefícios da interação pessoal, considerando inclusive o contato por redes virtuais.

A procura por cursos de informática pela terceira idade aumentou muito nos últimos anos; a criação de páginas com perfis de idosos se multiplicam nas redes sociais e a distância dos filhos, netos e amigos ficou mais curta com a tecnologia, mas tudo isso está ao alcance do idoso apenas se quiser aderir a esse novo cenário – não podemos afirmar e acreditar que teremos todos os nossos idosos à frente de celulares, *tablets* e computadores, mas a tendência é que cada vez mais idosos tenham acesso e passem a utilizar esses recursos.

Estatisticamente, sabemos que as famílias já não são tão grandes, e que a sociabilização da pessoa idosa fica comprometida considerando-se que, com o passar dos anos, muitas pessoas que faziam parte de sua rede social falecem, desmotivando o idoso a construir outros vínculos afetivos, caso não tenha sido estimulado a fortalecer laços de amizade no dia a dia com outras pessoas e com o grupo familiar.

COMO PODEMOS AUXILIAR?

Mantendo contato com outros membros da família, encorajando a participação dos idosos em eventos familiares ou de antigos amigos, estimulando viagens, idas ao teatro e ao cinema, cursos, incentivando a associação a grupos da comunidade e a prática da leitura, entre outros recursos, para fazer com que o idoso se sinta integrado à sociedade e à família.

É preciso considerar sempre que a presença da família é o que traz os maiores benefícios aos idosos. Não cabe ao profissional que cuida o julgamento sobre o que é certo ou errado na hora de o idoso interagir, e sim sua vontade e seu bem-estar. O profissional que cuida deve manter uma conduta neutra em momentos familiares e deve saber que o idoso conhece cada membro de sua família e sabe como cada um responde à sua necessidade e como lidará com as mais variadas situações, agradáveis ou não.

O importante é manter laços saudáveis e espontâneos, priorizando a troca de experiências.

ASPECTO FISIOLÓGICO

O envelhecimento fisiológico é um processo normal, contínuo, individual e irreversível. Reconhecer as mudanças traz segurança ao cuidador, tornando-o mais apto para melhorar a qualidade de vida dos idosos, ao entender um pouco do universo deles e também auxiliá-los a compreender o envelhecimento de si mesmo.

A seguir serão apresentados os diferentes sistemas que compõem o organismo humano, bem como os principais sinais que apresentam, em decorrência do envelhecimento fisiológico.

SISTEMA TEGUMENTAR

A pele, sendo o maior órgão de nosso corpo, é a primeira a mostrar os sinais de envelhecimento. Com o tempo, perde a capacidade de retenção de água, ficando mais ressecada, e há redução de sudorese (suor) pela diminuição das glândulas sudoríparas, o que pode levar o idoso a não suportar altas temperaturas.

Ocorre também a redução das glândulas sebáceas, com diminuição da lubrificação tegumentar. A pele pode então apresentar manchas, descamações por todo o corpo, provocadas por prurido (coceira). Os capilares sanguíneos também estão mais frágeis, facilitando a ruptura e provocando hematomas (roxo) a qualquer contato mais intenso.

A elasticidade da pele é reduzida pela diminuição de fibras elásticas, favorecendo o surgimento de vincos e rugas ou marcas de expressão.

Com a diminuição do pigmento que dá cor aos pelos e cabelos em nosso corpo surgem os cabelos e pelos brancos com o passar dos anos.

As unhas podem se apresentar mais frágeis e espessas, por conta da menor circulação periférica, além de quebradiças e porosas, em virtude da diminuição e lentidão na renovação celular.

A estatura tende a diminuir também em razão da diminuição dos espaços intervertebrais.

Também ocorre a perda de cerca de 50% da água corporal total. Perdas moderadas de líquidos podem evoluir rapidamente para um processo de desidratação.

SISTEMA NERVOSO

O sistema nervoso (SN) é composto pelo sistema nervoso central (SNC) e pelo sistema nervoso periférico (SNP), inter-relacionados por múltiplas terminações nervosas, formando uma rede interligada. Com o envelhecimento, há perda progressiva de neurônios (células nervosas), mas não podemos afirmar se haverá prejuízo neurológico ao idoso ou não.

Quanto maior o estímulo para atividades cerebrais, complexas ou não, maior será a capacidade de manter o raciocínio e a memória, com o aprendizado de fatos novos.

As memórias mais antigas ficam mais preservadas. As mais recentes sofrerão pela lentidão de conexões neurológicas para buscar novas informações, além da menor velocidade com que o idoso pratica suas atividades e/ou por sua menor sociabilização: sabemos que pessoas que ficam muito tempo paradas ou isoladas podem apresentar esquecimentos, dificuldade de concentração, de interação com o meio ambiente e com as pessoas, sendo difícil a elas expor seus pensamentos ou usar as palavras, podendo parecer que estão sofrendo de distúrbios neurológicos ou cognitivos.

A condução mais lenta dos estímulos nervosos leva a reflexos mais tardios e agilidade motora diminuída. A dificuldade de regulação da temperatura corporal, controlada pelo sistema nervoso central, também pode afetar o idoso.

A condição de aprendizagem estará preservada desde que mantidas a boa visão e audição, também responsáveis pela retenção de informações.

As atividades físicas e de sociabilização são fundamentais para a manutenção do SNC e de outros sistemas, e são importantes para a pessoa idosa manter-se mental e fisicamente ativa.

SONO E REPOUSO

O sono é uma necessidade biológica e é responsável por manter em equilíbrio o nosso organismo, exercendo influência direta na qualidade da nossa vida.

Pessoas idosas apresentam redução da eficiência do sono, variando conforme sexo e idade. O idoso acorda muito facilmente durante a noite: mesmo estímulos leves e sons de baixa intensidade podem ser suficientes para acordá-lo. Como agravante, qualquer alteração na quantidade ou qualidade do sono pode desencadear sérios problemas de saúde física e mental. Além disso, patologias também podem gerar comprometimento do sono, demências, infecções severas, entre outras, piorando o quadro.

Veja, a seguir, as situações mais recorrentes relacionadas ao sono da pessoa idosa.

(I) O idoso demora para dormir e/ou acorda várias vezes durante a noite. Isso ocorre por conta de pesadelos, medo de dormir e não acordar mais, ansiedade, estresse com compromissos, como comparecer a exames médicos que ocorrerão no dia seguinte, barulhos e dores, deixando o idoso com o sono menos satisfatório e menos relaxante.

(II) Maior tendência a dormir durante o dia, intencionalmente ou não, fazendo sestas ou tirando cochilos. Sem compromissos, emergências ou rotina de trabalho, as pessoas idosas tendem a ter mais tempo para descansar, tirando cochilos curtos à tarde e prejudicando o sono à noite. Isso pode fazer também com que o idoso acorde muito cedo (em torno de 3 ou 4 horas da madrugada), o que pode indicar também um quadro de depressão.

Nesse contexto, deve-se observar e, se possível, anotar a rotina do idoso e do local onde vive, observando se as alterações foram repentinas ou se fazem parte dos hábitos e costumes desse idoso, por exemplo, dormir cedo e acordar no meio da noite, ou dormir muito tarde assistindo TV ou exercendo outra atividade.

O espaço físico onde o idoso dorme também deve ser observado quanto à temperatura, iluminação, sons, segurança, colchão, travesseiros, cama e presença de outras pessoas.

A realização de atividades de lazer e a prática de exercícios físicos são hábitos que devem ser estimulados, assim como a interação social. Melhorar a qualidade da alimentação do idoso também pode contribuir para uma boa noite de sono.

Os cuidadores podem auxiliar notando as modificações que ocorrem com o padrão de sono das pessoas idosas e suas queixas, avaliando a necessidade de encaminhá-las a um exame criterioso para afastar distúrbios do sono ligados a outros problemas de saúde. É sempre útil também conhecer algumas intervenções não farmacológicas que podem melhorar o sono, até porque a utilização de medicamentos não assegura um sono de melhor qualidade.

Modificações metabólicas e funcionais próprias do envelhecimento podem aumentar os efeitos colaterais desses medicamentos, principalmente na interação com outros remédios, causando danos piores à saúde. Outra consequência é o aumento da sonolência diurna, o que impactará no sono noturno, e que pode levar o idoso e seus familiares a quererem aumentar a dosagem do medicamento, muitas vezes sem consultar um médico.

> **APENAS UM MÉDICO PODE PRESCREVER MEDICAÇÕES PARA O SONO E, SOB HIPÓTESE ALGUMA, PODE-SE AUMENTAR UMA DOSE PRESCRITA SEM AUTORIZAÇÃO MÉDICA.**

ENVELHECIMENTO E ALTERAÇÕES SENSORIAIS

No envelhecimento, temos o declínio de funções vitais para o desenvolvimento de atividades comuns do dia a dia do idoso, que podem comprometer sua segurança e seu bem-estar.

VISÃO: o olho é um dos órgãos que mais sente as alterações do envelhecimento, pois ficam mais fundos pela diminuição da gordura orbitária.

A diminuição da elasticidade do cristalino e também da acomodação visual leva à redução da capacidade de focar os objetos e de avaliar a profundidade, por exemplo, de um degrau, deixando o idoso mais suscetível a quedas.

O tamanho da pupila e a velocidade de resposta à luz também diminuem, assim como fica reduzida a adaptação a diferentes luminosidades.

AUDIÇÃO: o tímpano torna-se mais espesso e tende a formar tampões de cerume, por conta da diminuição de produção sebácea e ressecamento do condutor auditivo, gerando dificuldade para o idoso ouvir sons ou entender o que se fala.

O uso de dispositivos auditivos é frequente, mas muitos idosos não os utilizam por desconforto ou má adaptação do aparelho, ou ainda acabam usando somente de um lado, pela facilidade ou por não conseguirem fazer uso diário do aparelho. Como cuidadores, devemos estar atentos para detectar alterações de comportamento e dificuldades no uso dos dispositivos auditivos.

BOCA/PALADAR: ocorre a diminuição na produção de saliva e a piora de sua qualidade, tornando-se mais espessa, trazendo a sensação de secura ou boca seca, agravada pelo fumo, por medicamentos, distúrbios e desordens alimentares.

A sensibilidade do paladar diminui em virtude da diminuição das papilas gustativas, que permitem distinguir o gosto salgado, doce, amargo e azedo.

Pode haver diminuição do rebordo da gengiva, fragilizando a fixação dos dentes naturais e da prótese dentária.

TATO: as mãos e os pés podem ficar mais frios, por conta da diminuição de circulação periférica do corpo, principalmente caso o idoso tenha outras doenças de circulação ou distúrbios neurológicos.

O tato também pode ficar comprometido em razão de deformidades e inflamações articulares causadas por doenças inflamatórias.

Devemos avaliar os riscos, respeitar as limitações manuais e também a vontade dos idosos.

Termorregulação

Com a diminuição dos sensores para o frio, a resposta do sistema central é mais lenta. O frio é sentido, mas não é reconhecido. Portanto, nenhuma reação protetora é ativada.

Como o idoso, em geral, diminui a atividade física, há redução do metabolismo basal e da produção de calor.

Com a diminuição da resposta pelo sistema nervoso central, da circulação sanguínea e da resposta imunitária, a hipertermia (febre) – alarme de nosso sistema imunitário ou de defesa – pode aparecer tardiamente, podendo, por exemplo, surgirem primeiro os sintomas de uma infecção (confusão, sonolência), para só depois o idoso apresentar febre.

Cuidadores devem estar atentos a mudanças de comportamento e de temperatura do ambiente, mantendo o idoso aquecido ou protegido de agentes nocivos, como frio, o vento ou o calor excessivo.

SISTEMA CIRCULATÓRIO

O coração ou miocárdio é um músculo que tem a função de bombear sangue para todo o organismo e de levar também o sangue aos pulmões, para oxigenação.

Com o envelhecer, ocorre a degeneração das fibras musculares do miocárdio, o que diminui a sua força de contração, comprometendo a capacidade funcional do idoso.

Os vasos sanguíneos podem ter acúmulo de células gordurosas internamente. Com a diminuição de suas fibras elásticas, as paredes dos vasos tornam-se mais rígidas, o que aumenta a pressão interna, levando à diminuição de seus calibres e à possibilidade de rompimento dos vasos.

O envelhecimento pode predispor a alterações, como arritmias cárdicas, isquemia ou doença hipertensiva, diminuição da perfusão ou irrigação sanguínea cerebral ou renal e diminuição do ritmo cardíaco.

As doenças cardiovasculares podem levar à diminuição da qualidade de vida e ao aumento das internações hospitalares e de óbitos entre idosos, ativos ou não.

SISTEMA RESPIRATÓRIO

Com o envelhecimento, a capacidade respiratória diminui cerca de 50%, em virtude da redução de elasticidade e permeabilidade dos tecidos que cercam os alvéolos – local em que é realizada a troca do oxigênio e gás carbônico pelo sangue, oxigenando as células de todo o corpo –, diminuindo também a capacidade inspiratória.

Ocorre também a calcificação das cartilagens entre as costelas, que auxiliam na inspiração e expiração do ar, diminuindo a capacidade de fazê-lo chegar à base dos pulmões, o que dificulta a troca gasosa e a eliminação de todo o ar que entrou com a inspiração, gerando um déficit respiratório.

Pode haver dificuldade para tossir, em razão do enfraquecimento dos músculos do diafragma e intercostais, utilizados durante os movimentos da respiração, o que pode aumentar o acúmulo de muco e a dificuldade de expeli-lo, deixando a pessoa idosa mais vulnerável a infecções e outras complicações respiratórias graves, que podem se agravar com o fumo.

SISTEMA MUSCULOESQUELÉTICO

Na medida em que envelhecemos, ocorre a diminuição da massa corporal total, com redução da força, do tônus e da velocidade de contração dos músculos, levando à lentidão dos movimentos do corpo, alterando assim a marcha e diminuindo os movimentos dos braços, o que pode comprometer o equilíbrio do corpo.

A diminuição da massa óssea pode levar a fraturas e deformidades das vértebras, pela fragilidade e porosidade óssea. Na mulher, a perda é mais intensa, em virtude da redução de estrogênio, que acentua a perda de massa óssea.

O tecido cartilaginoso, presente nas articulações do esqueleto, além de possibilitar a execução de movimentos, também diminui o atrito ósseo e amortece impactos, protegendo os ossos. Com o envelhecimento, as cartilagens ficam mais desidratadas e mais rígidas, estreitando o espaço entre os ossos, a coluna, as vértebras, os joelhos e outras articulações importantes, que têm suas funções comprometidas, gerando limitações funcionais em muitos idosos.

O tecido cartilaginoso também está presente nos discos vertebrais, localizados entre as vértebras. Ao envelhecermos também ocorre a diminuição na espessura desses discos, acentuando as curvas da coluna, especialmente a cervical e a lombar.

SISTEMA DIGESTÓRIO

Com o envelhecimento, ocorre a diminuição das secreções glandulares e da motilidade de trato digestório. A quantidade de saliva e a produção de enzimas digestivas e pancreáticas diminui, dificultando a digestão, que se torna mais lenta.

Pode haver disfagia (dificuldade de engolir) na ingestão dos alimentos. Isso pode gerar problemas relacionados à aspiração para os pulmões de substâncias que deveriam ir para o estômago, causa frequente de infecções pulmonares.

O fígado também diminui de volume e de peso, assim como a massa celular hepática, o que pode levar a intoxicações por drogas pelas alterações metabólicas hepáticas.

A redução da motilidade intestinal, com diminuição das superfícies de absorção intestinal e do tônus muscular, pode levar à constipação.

O intestino grosso (ceco, cólon, reto) é responsável pela absorção de água e sais. Com a redução de ingestão de água e diminuição da sua absorção pelo intestino grosso, as fezes ficam mais ressecadas. Quando a pessoa idosa não se hidrata de forma adequada, isso pode se transformar em um acúmulo de fezes endurecidas, impedindo o trânsito intestinal, sendo muitas vezes necessário atendimento médico para a remoção, por diferentes métodos.

SISTEMA URINÁRIO

Com o envelhecimento, há redução de cerca de 20% da massa renal, com diminuição do tamanho e do peso dos rins, levando à diminuição da excreção dos resíduos metabólicos, em especial dos medicamentos, o que aumenta os riscos de insuficiências renais e outras patologias.

Outro ponto importante é a desidratação: com o reflexo diminuído para a sede e os rins funcionando lentamente, pode ocorrer a desidratação, que compromete todo o equilíbrio do organismo.

A bexiga, por ser um músculo, também sofre flacidez, diminuindo a capacidade de contração e retenção da urina. No esvaziamento, a bexiga acaba mantendo ainda uma quantidade de urina, que pode levar a repetidas infecções urinárias, perda involuntária de urina ou por esforço, gerando também aumento da pressão abdominal e pélvica, o que pode ser retardado ou tratado com exercícios.

No homem, pode ocorrer o aumento da próstata, o que pode levar à retenção de urina e infecções urinárias recorrentes.

A pessoa idosa pode apresentar, como manifestação da infecção do trato urinário (ITU), confusão mental ou incontinência urinária repentina. Dor ao urinar (disúria), urgência ou aumento da frequência de idas ao banheiro devem ser investigadas o mais rápido possível pelo serviço médico.

SISTEMA REPRODUTOR

Nas mulheres, com a diminuição da produção hormonal, ocorre também a diminuição de pelos pubianos, a atrofia dos grandes lábios, do colo uterino e da vagina. Os ovários, as trompas e o útero ficam menores.

Com a redução da extensão da vagina, de sua elasticidade e lubrificação, as relações sexuais podem se tornar mais dolorosas, aumentando o risco de infecções vaginais.

Nos homens, com a próstata aumentada, a ereção peniana é mais lenta, com diminuição da sensibilidade e do tamanho dos testículos. A ejaculação é retardada e há diminuição do volume de esperma.

SISTEMA ENDÓCRINO

A diminuição relativa da secreção de insulina pelas células, a nutrição insuficiente, o sedentarismo, o acúmulo de gordura intra-abdominal e a diminuição da massa magra do corpo contribuem para os distúrbios de metabolismo, comprometendo o sistema endócrino e piorando os casos de diabetes.

Disfunções na tireoide também são comuns nos idosos, agravando ou desenvolvendo quadros de hipotireoidismo e hipertireoidismo.

A mudança mais rápida e drástica ocorre nas mulheres em torno dos 50 anos. Nos homens, as mudanças da atividade hormonal são mais sutis, ocorrendo o declínio gradual nos níveis de testosterona com o passar dos anos.

ATIVIDADES DIÁRIAS QUE PODEM FICAR COMPROMETIDAS

A forma como envelhecemos é inerente a cada organismo: para uns, o envelhecimento chega mais rápido e é visível; para outros, é mais lento e menos traumático, o que mantém os idosos ativos por mais tempo e com mais qualidade de vida. O que faz diferença é a autonomia e a independência, se foram preservadas ou não.

Nesse sentido, a primeira função do cuidador é auxiliar a manter a autonomia e a independência do idoso, mesmo com alguma doença já instalada: o importante é mantê-lo ativo.

Para melhor entendimento, serão classificadas, a seguir, as atividades diárias do idoso, que podem estar ou ficar comprometidas:

Atividades básicas de vida diária (ABVDs ou AVDs): relacionadas ao autocuidado, como banhar-se, vestir-se, alimentar-se, caminhar, manter controle sobre as eliminações fisiológicas (urinar, evacuar). No caso de haver comprometimento, o idoso pode não conseguir desenvolver uma ou mais atividades, gerando semidependência ou dependência total para atividades básicas.

Atividades instrumentais de vida diária (AIVDs ou AVDs): correspondem ao que mantém o idoso ativo na comunidade e na sociedade em que vive, como ir ao banco, às compras, à igreja, utilizar transporte público, dirigir ou preparar sua alimentação. Se houver qualquer impedimento para o idoso realizar essas atividades, os familiares devem reestruturar os cuidados diários com ele.

Cuidadores informais (amigos, vizinhos) nesses momentos tendem a ter dificuldades na organização desse cuidado, uma vez que muitos idosos moram sozinhos, têm filhos que moram em outras cidades e em outros países ou são filhos únicos, o que aumenta a procura por cuidadores formais (contratados), que dão o suporte necessário para o bem-estar contínuo dos idosos.

IMUNIDADE

A diminuição ou lentidão de resposta imunitária (defesa do organismo a invasores externos) pode levar as pessoas idosas a ficarem mais expostas a infecções, cuja gravidade pode ir aumentado, sendo comum o idoso não apresentar sinais ou sintomas para quadros de infecção ou outras patologias, o que retarda o tratamento, aumenta as internações hospitalares e, como consequência, os óbitos.

Quando as alterações do estado funcional ou do estado mental – confusão, cansaço, sonolência, perda de peso e quedas – aparecem sem causa aparente, podem ser indício de estados infecciosos, que devem ser investigados com urgência por um médico.

SINAIS E SINTOMAS PATOGÊNICOS

Sinais de uma doença podem ser detectados pela observação, quando se notam alterações físicas, psíquicas ou comportamentais em uma pessoa, como manchas de pele, esquecimentos, agressividade, alterações no apetite ou no sono. Já os sintomas de uma doença correspondem ao conjunto de sensações que a pessoa sente (diz sentir ou queixa-se) no seu corpo, que podem indicar algum problema, como dores ou mal-estar.

COMO IDENTIFICÁ-LOS?

É possível reconhecer os sinais que indicam alguma doença utilizando os cinco sentidos: olfato, visão, audição, tato e paladar.

Na inspeção pela visão e pelo tato, podem ser encontradas manchas, irregularidades cutâneas, coloração avermelhada na pele, nos membros, nos olhos e em outras partes do corpo. Esteja alerta para os principais sinais, que devem ser observados e comunicados à equipe de saúde e familiares:

>> menor ingestão de alimentos;

- confusão repentina ou sonolência por um tempo maior;
- eliminações fisiológicas (urina, fezes) com odor e coloração alterada, ou ausência por muitas horas, no caso da urina, e dias, no caso da evacuação;
- sensação de frio ou aumento da temperatura corpórea;
- desinteresse repentino por atividades que o idoso tinha prazer em realizar;
- tosse ou engasgos constantes durante as refeições;
- tonturas ou desequilíbrios posturais ao caminharem ou quando ficam de pé;
- alterações nos hábitos pessoais e sociais, isolamento, tristeza e agressividade repentina;
- alterações na respiração e nos batimentos cardíacos;.
- cor arroxeada (cianose nos lábios, extremidades);
- hematoma (cor azulada), causado por trauma, com presença de sangue no tecido;
- pele hipo-hidratada (seca);
- umidade, sudorese. A pele pode parecer úmida à palpação, o que pode estar relacionado ao calor, à ansiedade ou à eliminação de toxinas;
- diminuição da mobilidade. Uma causa comum de mobilidade nos tecidos superficiais é o edema (inchaço);
- aumento da pressão arterial;
- diminuição da circulação e sensibilidade, que pode provocar dormência ou formigamento;
- espasmo muscular prolongado, que gera a câimbra, com diminuição de circulação no local, acúmulo de toxinas e dor no músculo;
- náuseas;
- palidez;

- » gemidos (dor);
- » hálito;
- » vômitos;
- » secreções;
- » perda de memória;
- » dificuldades na comunicação;
- » falta de discernimento/raciocínio.

Já quando ouvimos o idoso dizer que está com dores, sede, fome, medo, dor de cabeça, dor torácica, dor abdominal... podemos classificar essas alterações como sintomas, que não temos como mensurar ou ver.

> **A PRESENÇA DE SINAIS E SINTOMAS DE QUALQUER ANORMALIDADE DEVE SER INFORMADA AOS FAMILIARES, PARA QUE POSSAM CONSULTAR UM PROFISSIONAL DE SAÚDE. O DIAGNÓSTICO MÉDICO É IMPRESCINDÍVEL PARA O TRATAMENTO DE DOENÇAS.**

Como cuidadores de idosos, podemos e devemos observar e monitorar os sinais de qualquer alteração que vemos e ouvimos, assim como relatar os sintomas que os idosos tenham sentido. Dessa forma, podemos contribuir para que o médico possa identificar e diagnosticar uma doença da forma mais breve possível.

Manter um caderno de anotações no local, com data e hora, com todas as atividades e alterações que ocorreram em seu plantão, é um registro importante para perceber anormalidades, o que pode ajudar muito. Anote também as visitas que tenham sido feitas ao idoso e como ele se comportou durante e após a visita – se ficou feliz, triste, agitado.

Ao acompanhar o idoso em uma consulta médica, leve consigo os exames e as prescrições médicas anteriores, assim como anotações que tenha feito sobre a saúde do idoso.

Tudo deve ser observado e relatado de maneira responsável e coerente, objetiva, prestando atenção para não misturar com sentimentos da vida cotidiana e fofocas – ética e respeito são fundamentais.

DOENÇAS MAIS COMUNS
NA PESSOA IDOSA

HIPERTENSÃO ARTERIAL

A hipertensão arterial atinge cerca de 60% a 70% dessa população. Em razão do aumento por diferentes fatores, adquiridos ou desenvolvidos durante o envelhecimento, as paredes dos vasos tornam-se mais rígidas, aumentando a resistência vascular dos vasos periféricos e, na sequência, dos mais profundos, o que pode levar à hipertensão arterial, associada a outras patologias crônicas de ordem neurológica ou cardiovascular.

Atualmente, a maior dificuldade em manter os níveis de pressão arterial de acordo com os padrões aceitáveis, abaixo de 139/89 mmHg (Brasil, 2013a), deve-se em grande parte à demora no diagnóstico ou ao fato de a pessoa não ter sinais ou sintomas de alteração, levando muito tempo para procurar os serviços de saúde.

No idoso, podem haver também alterações decorrentes de outras patologias, por isso é imprescindível a avaliação e o acompanhamento de um cardiologista, que indicará os níveis de pressão adequados a cada caso. No tratamento da hipertensão (São Paulo, 2012), para reduzir gradualmente a pressão arterial, recomenda-se:

- » controlar o peso, evitando a obesidade ou o sobrepeso;
- » diminuir o consumo de sal;
- » não fumar;
- » limitar o consumo de álcool;
- » praticar atividades físicas.

DIABETES

No idoso diabético, os sinais e sintomas podem ser moderados, levando à demora para procurar um serviço médico e à dificuldade do diagnóstico. Infecções repetidas, distúrbios ginecológicos e distúrbios comportamentais são manifestações do diabetes, e podem ser confundidas como sinais de outras patologias.

Níveis elevados de glicemia sistêmica são um alerta, devendo ser investigada a condição clínica geral do idoso.

Em uma etapa inicial de tratamento, indica-se:

- » reeducação alimentar dos idosos e de todos que morem com ele;
- » elaboração de plano para a prática de atividade física;
- » controle e prevenção de complicações;
- » controle e administração de medicações, conforme orientação médica.

OSTEOPOROSE

Com o envelhecimento, existe a perda de massa óssea e a diminuição da reposição óssea, o que pode levar à porosidade e à fragilidade dos ossos, aumentando o risco de fraturas, por mínimos traumas ou esforços.

As fraturas vertebrais, de fêmur, tornozelos e punhos são as mais comuns, por conta da localização e da exposição.

As fraturas na pessoa idosa podem levar a imobilidade permanente, infecções e óbito, em razão de complicações pela inatividade corporal. É de extrema importância a prevenção e a conscientização dos cuidadores de idosos quanto às consequências do não acompanhamento médico, do uso adequado de dispositivos de marcha, da prática de atividades físicas e da manutenção da capacidade funcional.

Os principais fatores que podem acelerar a osteoporose e devem ser divulgados à população em geral, com ênfase na população idosa, são: fumo, consumo de álcool ou cafeína, inatividade física, menopausa precoce (antes dos 40 anos) não tratada e pós-menopausa.

PRÁTICA DE ATIVIDADES FÍSICAS

A prática regular de atividade física é necessária para manter a renovação e a manutenção óssea.

Hoje há várias modalidades de atividades físicas. No momento de oferecer uma atividade ao idoso, deve-se considerar aquela que mais se adequa ao gosto, ao ritmo e ao tipo físico de cada um, evitando exercícios de alto impacto, principalmente para os idosos que já tiveram o diagnóstico de osteoporose estabelecido.

ACIDENTE VASCULAR CEREBRAL (AVC) OU AVE (ACIDENTE VASCULAR ENCEFÁLICO)

Obstrução ou ruptura de vaso(s) que ocorre subitamente, diminuindo a circulação cerebral, o que pode levar a pessoa à inconsciência permanente ou temporária, perda da força muscular de um dos lados do corpo, paralisias, falta de sensibilidade dos membros, face, incontinência urinária repentina e dificuldade de se comunicar, devendo o cuidador procurar auxílio médico o mais rápido possível.

Existem dois tipos de AVC ou AVE: o isquêmico e o hemorrágico. O primeiro refere-se ao bloqueio de um vaso sanguíneo, interrompendo a chegada de sangue a uma região específica do cérebro, interferindo nas funções neurológicas relacionadas àquela região.

No acidente vascular hemorrágico, há hemorragia (sangramento) local, com outras consequências.

É uma doença caracterizada por um início agudo, causado pela diminuição da função neurológica que persiste por pelo menos 24 horas, podendo progredir por mais tempo.

Vários são os fatores de risco para o acidente vascular: hipertensão arterial, doença cardíaca, diabetes, tabagismo, colesterol elevado, uso abusivo de bebidas alcoólicas. Cuidadores precisam estar atentos a mudanças de comportamento, hábitos e costumes. Os principais sinais e sintomas do AVC são: fraqueza, distúrbios visuais, perda sensitiva, distúrbios de linguagem e fala, incontinência urinária repentina, sonolência excessiva.

CATARATA

A catarata é o cristalino opacificado, que impede total ou parcialmente os raios de luz de chegarem à retina – responsável pela captação de imagem e a transferência dela para o cérebro –, prejudicando a visão. A única possibilidade de tratamento é cirúrgica, substituindo o cristalino opacificado, sem nitidez, por um artificial.

O cuidador deve estar atento à diminuição da acuidade visual, indicando a consulta com um oftalmologista.

DOENÇA DE PARKINSON

Doença degenerativa do sistema nervoso central, lenta, progressiva, sem causa conhecida, que raramente acomete pessoas antes de 50 anos.

Apresenta quatro características principais: os tremores de extremidades, a dificuldade de andar, a instabilidade postural (perda do equilíbrio) e a rigidez muscular dos membros e do corpo.

Além das complicações motoras, a pessoa afetada pode sofrer de alterações psíquicas, como desorientação, demência, depressão e distúrbios de memória e de sono.

Embora não exista cura, são eficazes os tratamentos medicamentosos e alternativos, como massagens, técnicas de relaxamento e fisioterapia específica, com o objetivo de promover e manter a independência com qualidade de vida o maior tempo possível.

O atendimento psicológico auxilia o idoso, a adaptação junto a seus familiares e cuidadores, evitando o isolamento social e a depressão.

> O cuidador precisa atentar-se aos sinais que o idoso apresenta, pois podem ser indícios de alterações normais do envelhecimento ou de doenças. O mais correto é notificar os familiares sobre qualquer mudança que surja, para que então o idoso possa passar por consulta médica.

COMO PRESTAR UM CUIDADO
DIGNO AO IDOSO?

>> **CUIDADO EMOCIONAL:** o idoso precisa ser ouvido, entendido e, na medida do possível, ser atendido em suas necessidades básicas, físicas e emocionais. Ele necessita de afeto, paciência e carinho.

>> **CUIDADO SOCIAL:** abrange aspectos como saúde, educação, lazer, cultura, moradia, alimentação, segurança, trabalho, autonomia e independência.

O ambiente físico, social e as atitudes das pessoas mais próximas podem ter uma influência positiva ou negativa sobre a condição de vida dos idosos, aumentando ou diminuindo o risco de doenças, podendo torná-los mais vulneráveis e frágeis.

O idoso pode, por exemplo, fragilizar-se por alguma mudança no decorrer da vida, de caráter físico, social ou psíquico. Conhecendo o contexto, podemos elaborar planos de trabalho personalizados a cada idoso, de acordo com a realidade que estiver vivenciando no momento, avaliando o que pode estar agravando ou comprometendo sua qualidade de vida.

>> **CUIDADO FÍSICO:** engloba higiene pessoal apropriada e do local onde o idoso reside, adequando às suas necessidades, garantindo ventilação, móveis e objetos em boas condições.

Quanto à alimentação, é preciso observar as orientações médicas e nutricionais individuais e conforme o tipo de patologia. O mesmo aplica-se aos medicamentos: deve-se seguir rigorosamente as orientações médicas, os horários preestabelecidos e as vias recomendadas de administração das medicações. Incentivar o lazer, o trabalho, a sociabilização familiar e com outros idosos – respeitando os desejos e as afinidades particulares de cada um – também é essencial.

PRINCIPAIS TERMINOLOGIAS
RELACIONADAS AO ENVELHECIMENTO

ABSCESSO – acúmulo de pus ocasionado por infecção local.

AFASIA – dificuldade ou impossibilidade de comunicação por meio da fala, da interpretação da leitura ou intepretação da linguagem falada.

ALGIA – manifestação de dor em um ou mais locais do corpo.

ALUCINAÇÃO – percepção de algo irreal, que não pode ser visualizado, ouvido ou sentido por outras pessoas.

AMNÉSIA – distúrbios de memória temporários ou permanentes.

ARDOR – sintoma de queimação irradiada ou não, que pode apresentar manifestação de coceira (prurido).

ARTRALGIA – dor na articulação.

ATIVIDADES BÁSICAS DE VIDA DIÁRIA (ABVD) – atividades diárias relacionadas ao bem-estar individual, como alimentar-se, banhar-se, vestir-se, arrumar-se, mobilizar-se, ter controle sobre suas eliminações.

ATIVIDADES INSTRUMENTAIS DE VIDA DIÁRIA (AIVD) – incapacidade de realizar atividades externas e sociais que mantêm a manutenção de sua vida, como ir ao mercado, ao banco ou usar o telefone, o que leva à dependência de outra pessoa para fazer suas atividades.

AUTONOMIA – capacidade de manter o poder de decidir sobre seu próprio estilo de vida, preservando a liberdade de fazer suas próprias escolhas no dia a dia.

CAPACIDADE FUNCIONAL – aptidão para realizar suas atividades diárias física, mental e socialmente, com autonomia e qualidade de vida.

CENTRO-DIA – local destinado à pessoa idosa, que tem o objetivo de preservar sua autonomia e a manutenção de suas atividades físicas, psíquicas e sociais.

CIANOSE – manifestação ocasionada por distúrbios do organismo, que leva um ou mais locais do corpo a apresentarem coloração azulada ou arroxeada.

CICATRIZ – processo final de uma lesão ou incisão cirúrgica.

CONSTIPAÇÃO – funcionamento irregular do trânsito intestinal, desencadeando desconforto abdominal e dificuldade ou demora em evacuar.

CORIZA – presença de secreção eliminada pela cavidade nasal.

CUIDADOR – auxilia e cuida de quem tem sua capacidade funcional comprometida para realizar suas atividades de vida diária e necessita de acompanhamento parcial ou total para manter o seu bem-estar e sua qualidade de vida.

CUIDADO – conjunto de atitudes associadas a atenção, afeto, conforto, responsabilidade e solidariedade à pessoa atendida.

CUIDAR (NO CONTEXTO DO IDOSO) – é o conjunto de ações unidas ao conhecimento teórico e prático do envelhecimento, tendo como objetivo manter a autonomia e a independência da pessoa idosa. No caso de haver comprometimento da capacidade funcional, o cuidar deverá ter como objetivo a preservação da qualidade de vida e do bem-estar físico, psíquico e social da pessoa idosa.

CUIDADOS PALIATIVOS – cuidados prestados para manter a qualidade de vida, preservando a dignidade e promovendo o alívio do sofrimento físico e psíquico de pacientes e familiares, até o final da vida.

DEISCÊNCIA – complicações decorrentes de incisão cirúrgica.

DEMÊNCIA – doença mental desencadeada pela degeneração e perda das funções cerebrais que comprometem a capacidade cognitiva de forma persistente e progressiva, levando a pessoa idosa à perda da autonomia e da capacidade funcional.

DERMATITE – inflamação da pele, caracterizada por coceira (prurido) e vermelhidão (rubor).

DESBRIDAMENTO – retirada de material, como tecido desvitalizado ou lesionado de uma ferida ou lesão.

DIARREIA – evacuações frequentes de fezes líquidas.

DISFAGIA – comprometimento da deglutição.

DISFASIA – comprometimento da fala, resultante de uma lesão cerebral.

DISFONIA – dificuldade de falar.

DEPENDÊNCIA – incapacidade de uma pessoa para desenvolver suas atividades diárias, precisando de auxílio permanente ou intermitente de outra pessoa.

EDEMA – caracterizado por excesso de líquido em tecidos do organismo.

EPISTAXE – perda sanguínea pelo nariz.

ENVELHECIMENTO – processo natural, que acarreta em diminuição orgânica e funcional decorrente do tempo vivido. Não está associado a doenças, mas a uma fase do ciclo de vida de cada ser vivo.

ESCABIOSE – doença cutânea contagiosa, que causa prurido intenso, conhecida por sarna.

ESCARRO – substância expelida pela tosse.

FRAGILIDADE – síndrome biológica de diminuição da capacidade do organismo que resulta em declínios cumulativos em diferentes sistemas fisiológicos, que leva a pessoa a se tornar vulnerável a efeitos clínicos adversos. Doenças, imobilidade, depressão e medicamentos podem iniciar ou acelerar o ciclo da fragilidade.

FAMÍLIA – núcleo social de pessoas unidas por laços afetivos, que geralmente compartilham o mesmo espaço e mantém entre si uma relação solidária.

GERIATRIA – especialidade médica que estuda e trata do envelhecimento clínico. Abrange a prevenção e o tratamento de doenças do envelhecimento.

GERONTOLOGIA – estuda as características dos idosos e do envelhecimento que ocorrem em diversos contextos socioculturais e históricos, incluindo aspectos normais e patológicos do envelhecimento.

IDOSO – no Brasil, refere-se a qualquer pessoa com 60 anos ou mais, conforme a Política Nacional do Idoso e o Estatuto do Idoso de nosso país. Determinar a idade cronológica das pessoas facilita a organização dos serviços de saúde e a distribuição de alguns benefícios. Segundo as diretrizes da Organização Mundial de Saúde, nos países desenvolvidos, são consideradas idosas as pessoas com 65 anos ou mais e, nos países em desenvolvimento, como o Brasil, este limite de idade é de 60 anos.

ILPI – instituição de longa permanência para idosos. Trata-se de um local onde os idosos podem residir, permanente ou temporariamente.

INCAPACIDADE – dificuldade em realizar atividades básicas da vida diária, acompanhada ou não por uma ou mais doenças.

INCONTINÊNCIA URINÁRIA E FECAL – perda involuntária de urina e fezes.

INDEPENDÊNCIA – qualidade de uma pessoa cuja capacidade funcional está preservada, possibilitando que realize suas atividades diárias sem auxílio externo.

MEDICINA INTEGRADA OU COMPLEMENTAR – propõe cuidados que abrangem diferentes técnicas e terapias naturais, adotando recursos terapêuticos com o objetivo de proporcionar bem-estar físico, mental e qualidade de vida, podendo integrar-se aos tratamentos convencionais.

QUALIDADE DE VIDA – "[...] incorpora de uma maneira complexa a saúde física de uma pessoa, seu estado psicológico, seu nível de dependência, suas relações sociais, suas crenças e sua relação com características proeminentes no ambiente" (OMS, 1994, *apud* OMS 1998, p. 14).

RESILIÊNCIA – capacidade de adaptação positiva a situações adversas, mantendo seu desenvolvimento normal e recuperando-se dos fatores que tenham gerado conflito.

SENILIDADE – processo de envelhecimento acompanhado de doenças que causam limitações e interferem na qualidade de vida das pessoas. Essas enfermidades não são normais da idade nem comuns a todos os idosos, por isso caracterizam um quadro de senilidade.

SENESCÊNCIA – alterações que o organismo sofre com o passar dos anos, decorrentes de processos fisiológico. Não é caracterizada por doenças e é comum a todos os membros de uma mesma espécie, com variações biológicas.

SINAIS (DE DOENÇA) – são queixas que podemos visualizar e tocar, que sugerem investigação médica.

SINTOMAS – queixas subjetivas, relatadas diante de qualquer mal-estar ou alteração no organismo, que não são visíveis, palpáveis ou sentidas por quem avalia.

SUPORTE SOCIAL – formado por familiares, vizinhos, amigos e conhecidos que constituem o grupo social informal ou formal com que se pode contar em situações do dia a dia ou mais críticas.

TERCEIRA IDADE – expressão que tem se tornado popular no Brasil para se referir aos idosos. Esse termo surgiu quando pesquisadores interessados no estudo da velhice o utilizaram, em vez de associar a velhice a uma idade cronológica precisa.

VELHICE – último ciclo da vida, relacionado à faixa etária e que não depende da condição de saúde ou hábitos de vida que uma pessoa apresente.

VULNERÁVEL – suscetível ou exposto a danos físicos, psíquicos, morais ou sociais.

Convívio familiar

Não é sobre ter todas as pessoas
do mundo pra si
É sobre saber que em algum lugar
alguém zela por ti
É sobre cantar e poder escutar mais
do que a própria voz
É sobre dançar na chuva de vida
que cai sobre nós
[...]
Sorria e abraça os teus pais
enquanto estão aqui
Que a vida é trem-bala, parceiro
E a gente é só passageiro prestes a partir

(TREM-BALA, ANA VILELA)

A FAMÍLIA

Hoje em dia, a forma como as famílias organizam suas tarefas e os princípios e as regras que regem suas relações são muito variados, em diferentes culturas e sociedades.

Em condições ideais, associamos à família um bem-estar afetivo e material, capaz de absorver o impacto das tensões provocadas pelas diferentes situações que podem surgir no transcorrer de nossas vidas. De forma geral, espera-se encontrar em uma família madura:

» estabilidade emocional;

» capacidade de gerenciar conflitos e situações críticas;

» interação entre os membros de forma funcional e afetiva. Cada membro é independente e interdependente, sendo normal o diálogo e a resolução de eventos imprevistos. Por exemplo, quando algum membro da família fica doente, esse fato é agregado à rotina de todos, trazendo conforto a quem precisa de cuidado. Todos participam sem sobrecarga, com criatividade e compreensão mútua.

No entanto, vemos famílias com vínculos afetivos e emocionais fragilizados, seja pela própria história familiar seja por outros eventos relacionados a doenças crônicas, drogas, dependência, abandonos, etc., que não conseguem ou não podem desenvolver a prática do cuidar de forma eficiente e eficaz, pois não criaram canais de comprometimento com o outro ao longo do tempo. Nelas, é comum encontrar:

» vínculos afetivos superficiais e instáveis;

» alto grau de agressividade e hostilidade, denotando conflito generalizado entre os membros;

» incapacidade de atender às necessidades físicas, emocionais, socioeconômicas e espirituais de seus parentes;

» dificuldade de um ou mais membros familiares receberem auxílio do outro quanto a cuidados e orientações.

Esse quadro leva à sobrecarga dos cuidadores e à negligência assistencial.

ALGUMAS ORIENTAÇÕES AOS CUIDADORES SOBRE O TRABALHO COM FAMÍLIAS

» Refletir sempre sobre a própria experiência com sua família (a família atual e a família de origem), identificando valores, crenças e mitos sobre ela, mas com a ressalva de que necessariamente um modelo aplicado na família do cuidador não é válido para outras.

» Considerar as mudanças referentes à família no contexto brasileiro: o número de famílias tradicionais, formada por pais e filhos, caiu consideravelmente no Brasil, conforme demonstra o Censo 2010 (IBGE, 2012). Segundo dados desse Censo, a família estendida, que inclui parentes além do núcleo original, já corresponde a 26% dos domicílios brasileiros, o que mostra uma importante mudança nos moldes tradicionais de famílias e de quem cuida da pessoa idosa, exigindo um novo olhar para as diferentes maneiras de cuidar nos dias atuais.

» Ponderar que o modelo familiar ideal é o que se encaixa naquele momento com aquelas pessoas. Há famílias amáveis, leves, com pessoas amorosas umas com as outras, cúmplices do nascimento ao entardecer da vida, cujo olhar carinhoso é uma bênção a quem cuida de seu familiar; e outras, rancorosas, cujos familiares são inimigos entre si. Diante de tanta diversidade, é preciso evitar julgamentos com base em qualquer tipo de preconceito.

» Tentar construir, com a família, alternativas de mudança e melhorias em prol da pessoa idosa.

» Promover o diálogo e a troca de informações.

>> Identificar e buscar ampliar a rede social da família, da pessoa idosa junto à comunidade e à sociedade na qual está inserida.

> OBSERVAMOS QUE O LUGAR DO IDOSO NA FAMÍLIA, CONSIDERANDO A ATUAL REALIDADE BRASILEIRA, ESTÁ VINCULADO AO SEU PAPEL COMO IMPORTANTE MANTENEDOR COM O RENDIMENTO DE PATRIMÔNIO OU DE RENDA DA APOSENTADORIA. MUITAS FAMÍLIAS, EMBORA NÃO COLOQUEM O IDOSO EM LUGAR DE DESTAQUE, TÊM ESSE FAMILIAR COMO O RESPONSÁVEL PELO PAGAMENTO DE DESPESAS BÁSICAS, COMO ALUGUEL, ALIMENTAÇÃO, ESCOLA DOS NETOS, ETC. ESSE USO DA RENDA DO IDOSO PELA FAMÍLIA, MUITAS VEZES EM DETRIMENTO DE SUAS PRÓPRIAS NECESSIDADES, CAUSA GRANDE IMPACTO NEGATIVO EM SUA QUALIDADE DE VIDA — E É IMPORTANTE SALIENTAR QUE, NA MAIORIA DAS VEZES, COM O CONSENTIMENTO DO IDOSO.
> OUTRA QUESTÃO MARCANTE ENCONTRADA, E QUE DEVE SER CONSIDERADA, DIZ RESPEITO À FACILIDADE DA CONCESSÃO DE EMPRÉSTIMO CONSIGNADO, DIRETAMENTE DO BENEFÍCIO DO IDOSO, FEITO PARA AUXILIAR UM FAMILIAR EM DIFICULDADE E QUE REDUZ DRASTICAMENTE A RENDA DO IDOSO.
> NÃO É INCOMUM QUE OS FILHOS, AO SE SEPARAREM DE SEUS CÔNJUGES, RETORNEM AO LAR DA FAMÍLIA DE ORIGEM, VOLTANDO A MORAR COM OS PAIS IDOSOS, LEVANDO TAMBÉM OS FILHOS. A MUDANÇA DO ARRANJO FAMILIAR PODE SER BENÉFICA, POR AGREGAR MAIS PESSOAS À REDE DE ATUAIS OU FUTUROS CUIDADOS, OU MALÉFICA, SE NÃO TROUXER VALOR À CONDIÇÃO DA PESSOA OU DAS PESSOAS IDOSAS DA FAMÍLIA.

O UNIVERSO
DO IDOSO

Quando entramos no universo da pessoa que já viveu muitos anos, intitulado de idoso, pessoa velha, velho e outras terminologias formais ou informais, acreditamos ter conhecimento de tudo que se passa no dia a dia e na sua mente.

Colocamo-nos no lugar de "agentes" do conhecimento, do professor, do ditador de regras e condutas que consideramos coerentes para a sociedade, com padrões que carregamos pelas experiências pessoais ou pela sabedoria de saber lidar com o velho.

O universo que conheceremos poderá nos remeter à semelhança de nossas memórias, mas cada história é única, e nunca devemos acreditar que poderemos mudar ou interferir em laços de afeto e desafeto já estabelecidos.

Esse é o primeiro grande e vital ponto para construirmos relações profissionais com familiares e idosos. O respeito às memórias e à história de vida do idoso deve ser primordial. Não temos o direito de invadir sua privacidade, sua autonomia e tentar descontruir sua longa vivência.

O primeiro erro que cometemos é achar que nada temos a ouvir. Esquecemos que, por longos anos, antes de nosso nascimento, já havia experiências de vida sendo construídas e se somando umas às outras. Cada porta-retrato, cada móvel e outros tantos objetos têm história, têm um porquê de estar ali, têm lembranças e experiências boas e ruins, saudades, alegrias, tristezas, lágrimas... enfim, vida! Se todas as pessoas estão carregadas de memória, os idosos trazem, para além das memórias, experiências.

Assim, ao visitarmos esse universo, devemos estar prontos e conscientes de que teremos de transitar por diferentes momentos e humores. Dependendo do idoso, seremos quase uma extensão de seus braços, pernas, pensamentos e sentimentos.

Alguns só terão a nós para sorrir, desabafar, revelar seus sonhos e angústias. Nesse momento, precisamos realmente estar desprovidos de preconceitos para entender o envelhecimento como algo natural que acontece a cada segundo de nossas vidas, independentemente de raça, religião e de onde moramos ou estamos.

Ao recebermos a função de cuidador, seja formal seja informal, devemos ter um olhar humanizado para cada situação, um olhar personalizado para cada indivíduo.

Como familiares, muitas vezes, recebemos essa função de forma imposta ou circunstancial; em outras ocasiões, somos contratados. Cabe a nós a instrumentalização do conteúdo técnico teórico e prático para criar um cuidado personalizado, digno.

A humanização dos cuidados, de que tanto se fala em nosso país, tem a sua raiz no cuidado com o respeito à diversidade tão intrínseca em nossa cultura e sociedade.

Mesmo assim, vemos nos serviços, nos domicílios, nos familiares e nos profissionais a dificuldade de entender que envelhecer não é perder a inteligência ou a capacidade de ter suas escolhas. Mesmo que o idoso dependa de auxílio para exercer suas atividades diárias, ele nunca perderá suas raízes, seus valores e sua *expertise*, salvo nos casos de incapacidade cognitiva, como veremos mais adiante.

Famílias passam a competir entre si pelo melhor cuidado "humanizado", sendo que as pessoas já deveriam ter associado o cuidado a algo humano. Há muitas famílias que acreditam que cuidar é somente banho, comida, visita, beijos, abraços e medicamentos. Esquecem-se de perguntar ao idoso como ele está, e o idoso por diversas vezes acredita que familiares e cuidadores têm o dever de saber o que eles querem e precisam, tornando as relações desgastantes e os cuidados comprometidos.

Muitos idosos não aceitam seu próprio envelhecimento, culpando de maneira inconsciente as pessoas e as escolhas de sua vida, tornando-se um fardo para familiares que não entendem e não sabem o que fazer para agradá-los, e há outros que se autoimpõem uma culpa e cobrança maior ainda pelo seu envelhecimento, dizendo: "Eu envelheci porque tive vários filhos"; "Onde estão todos de que cuidei? Só porque fiquei velho todos se foram, não me visitam mais"; "Fiquei assim porque passei a vida cuidando e trabalhando para eles".

Devemos ser conscientizados desde criança que relações são como plantas, que devem ser regadas sempre com algo nutritivo: desde o nascimento até a finitude da vida, o único nutriente é a atenção plena, o afeto despretensioso, a presença sem imposição, a ajuda sem esperar nada em troca. Só assim a velhice será bem acompanhada, tendo sempre alguém que virá com prazer para visitar, cuidar, rir e chorar juntos, assim como haverá espaço para a troca de experiência entre gerações, sem conflitos, com respeito, sem cobrança entre filhos e familiares ou disputa sobre quem vai receber mais elogios pelo cuidado prestado ou por suportar ser cuidador.

A autonomia começa no olhar, na empatia existente entre familiares e profissionais, e devemos respeitar as escolhas feitas pelos idosos. Afinal, se passamos uma vida podendo escolher o que comer, o que vestir, o que falar e o que fazer, na velhice seria injusto ter de comer, vestir e ver de acordo com o que outros gostam ou com o que acreditam que devemos ver ou gostar.

Da mesma forma, quando nos entristecemos ou ficamos alegres, temos de explicar o porquê da mudança de humor, uma vez que os idosos se importam com nosso pesar ou nossa alegria.

É nesse exercício diário e contínuo, de estar no momento, com atenção plena, que conseguimos sentir e visualizar os sentimentos e a real necessidade de quem precisa do olhar de um cuidado técnico, da escuta desprovida de julgamentos.

Esse é um dos principais pontos a se destacar na formação dos cuidadores: o olhar personalizado, o estar presente no que é necessário ser feito, avaliando a necessidade momentânea de simplesmente ouvir antes de agir, esquecendo protocolos e simplesmente cuidando da alma cansada e do corpo frágil, não somente como profissional ou familiar com responsabilidades técnicas, mas como outro ser humano que também está construindo sua história e suas experiências.

Devemos estar preparados para ver e escutar familiares e idosos que muitas vezes se apresentam com aparência frágil e indefesa, trazendo internamente um universo de dificuldades, desarranjos pessoais e familiares que permearam suas relações durante toda vida e que perduram na velhice.

No entanto, há também idosos de caráter mais forte, muitas vezes teimosos e irritadiços, que não pretendem mudar sua personalidade com o envelhecimento. Utilizam frases como: "Não é agora depois de velho que irei mudar", "Fiz assim a vida toda", ou se mostram rígidos e demonstram preconceitos dos mais diversos, chegando muitas vezes a mostrar um lado cruel da personalidade.

De todas as formas, cabe ao cuidador ouvir sem julgar e, na medida do possível, dar autonomia ao idoso para que ele mesmo possa fazer as suas escolhas e tomar decisões sobre sua vida.

Quanto à família, os vínculos que ligam cada membro entre si nunca poderão se quebrar ou serem entendidos: o mesmo filho ou filha que cuida dos pais dando beijos e cobrindo de mimos em público, muitas vezes é o mesmo que violenta os pais de diversas formas; já aqueles que aparentemente são rudes e frios em público com os idosos são os que mais zelam por seu bem-estar e saúde, sem poupar esforços para proporcionar o que lhes for necessário.

O verdadeiro papel daquele que cuida é o de se colocar junto àquele que necessita de auxílio, que tem alguma patologia ou limitação nas suas atividades diárias, mobilizando a sua experiência e seu saber, procurando oferecer o melhor cuidado possível.

Humanizar o cuidado é fazer o que for solicitado e atender às demandas do idoso, e não simplesmente fazer o que acreditamos que seja o ideal. Ter esse princípio em mente é essencial para quem deseja ingressar no gratificante universo do cuidar com cuidado.

A COMUNICAÇÃO COM O IDOSO

A comunicação pela fala e pela escrita, as expressões faciais e a linguagem corporal têm muito a dizer sobre o cuidador com relação ao idoso e vice-versa. O toque e a proximidade com que conversa com os outros, assim como o tom e a altura da voz, um olhar, um sorriso e os gestos também são maneiras de comunicar.

Para melhorar essa comunicação, o primeiro passo é compreender melhor o contexto em que se encontra, observar o que se passa ao redor do idoso e como ele se comunica com seus familiares – ou seja, quais as formas e que recursos utiliza para se fazer entender, como ele olha para as pessoas e os objetos, etc.

Por meio da observação do contexto familiar, da casa ou da instituição de longa permanência para idosos (Ilpi) em que ele esteja, será possível montar um plano de trabalho personalizado para o idoso, que incluirá a abordagem física, psíquica e social que será adotada. Mas, mesmo depois de ter guardado mentalmente os gostos, os jeitos, as manias e as preferências por um ou outro familiar ou pessoa, não espere que superará a resistência do idoso – muitos já sentiram na alma a dor da perda, do descaso e da traição, além da miséria, da fome e da doença. Nesse contexto, como podemos acreditar que vamos conseguir nos comunicar com ele? Devemos entender que, por trás dos belos cabelos brancos e do olhar distante, existe uma história de conquistas e fracassos que muitas vezes não é bonita. Aprendamos a conhecer o idoso hoje! Sem a fantasia de que se trata de um ser divino, e sim de um ser humano que precisa de auxílio.

A seguir algumas maneiras de manter um diálogo com o idoso:

> » Pessoas idosas não devem ser confundidas com crianças e serem tratadas como tal. O uso de diminutivos na comunicação – por exemplo, pezinho, boquinha, lindinha, bonitinho, vovozinho – pode nos afastar de interagir e mesmo dificultar o cuidado do idoso, denotando despreparo de quem cuida ou convive com a pessoa idosa.

- » Repita as palavras ou frases quantas vezes for necessário para que a pessoa idosa possa compreender o que for dito, e dê preferência a frases curtas.

- » Para que seja ouvido e compreendido, fale de frente para a pessoa idosa, sem cobrir os lábios, e quando ela estiver olhando para você.

- » Mantenha o ambiente iluminado para que o idoso possa ver seus movimentos: lembre-se de que a expressão facial também é visualizada, então cuidado para não falar algo e demonstrar outro sentimento quando estiver interagindo com a pessoa idosa.

- » Um sorriso sempre é bem-vindo desde que não seja exagerado, o que pode demonstrar falta de verdade e de espontaneidade.

- » Não faça diversas perguntas ao idoso. Faça uma de cada fez e espere o tempo necessário para que ele responda; somente depois faça outra pergunta.

Caso o idoso não consiga se expressar pela fala, mas entenda o que lhe é dito, é possível fazer uso de recursos como placas, cartazes, murais de cartolinas ou outro tipo de material, com a frases mais usadas no cotidiano, para que ele consiga se comunicar, além de outros métodos que podem ser indicados por profissionais da saúde.

A FAMÍLIA, O IDOSO E A INSTITUCIONALIZAÇÃO

Quando as famílias optam pela institucionalização, o papel de cuidador é fundamental, tanto no que diz respeito àquele que cuidava do idoso em casa como ao que receberá essa família e o idoso na instituição, onde ele compartilhará espaço com outras pessoas.

Cabe ao cuidador acolher as dúvidas e individualidades de cada idoso e de cada família.

O processo é uma decisão delicada e que gera sensação de culpa em muitas situações, em virtude de as famílias terem a crença de estarem abandonando os idosos. Nesse contexto, devemos lembrá-las que em casa muitos idosos ficam sozinhos, colocando-se em situações de risco, ou com cuidadores; o que diferencia esse novo quadro é, portanto, o espaço físico e as novas regras de convivência.

Em muitos casos, a qualidade de vida do idoso melhora, considerando que ele terá sempre ao seu lado pessoas da mesma faixa etária, além de profissionais da instituição, o que tornará o dia a dia mais agradável. As instituições devidamente preparadas dispõem de equipe multiprofissional, com propostas de atividades que seriam inviáveis na casa do idoso, em razão do alto custo de cada profissional.

Os cuidadores devem estar preparados para intercorrências de adaptações tanto de familiares como de idosos. Muitas instituições permitem à família manter um cuidador para seu idoso, que deve estar preparado para conviver de forma harmônica com outros cuidadores e profissionais, valorizando a sociabilização do idoso e também a sua convivência com outros internos e com a equipe.

Se considerarmos as mudanças no contexto familiar, em que há diminuição do número de filhos, há menos pessoas para cuidar dos familiares de mais idade. Além disso, nas famílias com um grande número de filhos, não há garantia de que sejam dispensados cuidados permanentes para com os mais velhos, mesmo quando os filhos adultos ainda moram com os pais. Mesmo que os pais sejam provedores financeiros de seus filhos, isso também não garante provimento emocional e amparo necessário à pessoa idosa na hora em que apresentar limitações físicas e cognitivas. Somam-se a esse contexto inúmeros lares onde idosos cuidam de idosos, em situações precárias de saúde.

É verdade que, para o cuidado na velhice, outros arranjos familiares também podem ser construídos, como o de irmãos solteiros ou separados que envelhecem, se unem e vão morar juntos, dividindo entre si esses cuidados. Sobrinhos e primos também estão nesse contexto, e novos arranjos por comodidade ou necessidade podem surgir, muitos por carinho e afeto, outros por vantagens oferecidas por parentes. Esse quadro, que no começo é uma bênção, pode, em meses ou anos de cuidados diários, tornar-se um fardo para todos os familiares, e inevitavelmente para o idoso. Existem diversos sentimentos que permeiam essas relações interfamiliares, comprometendo a qualidade de vida do cuidador e de quem é cuidado.

O importante na tomada de decisão é que a família se informe sobre a atual condição física e mental do idoso, assim como procure saber mais sobre inovações, propostas públicas e privadas de alternativas temporárias ou permanentes para locais de convivência diária ou moradias para o público idoso.

O cuidador de idosos

Eu acredito é na rapaziada
Que segue em frente e segura o rojão
Eu ponho fé é na fé da moçada
Que não foge da fera e enfrenta o leão
Eu vou à luta com essa juventude
Que não corre da raia a troco de nada
Eu vou no bloco dessa mocidade
Que não tá na saudade e constrói
A manhã desejada

(EU ACREDITO É NA RAPAZIADA, GONZAGUINHA)

REGULAMENTAÇÃO

De acordo com a Classificação Brasileira de Ocupações (CBO), aprovada pelo Ministério do Trabalho e do Emprego para uso em todo o território nacional, a partir de 2003, "cuidador de idosos" passou a ser uma ocupação, sob o código 5162.10. O cuidador foi, então, definido como alguém que "cuida a partir dos objetivos estabelecidos por instituições especializadas ou responsáveis diretos, zelando pelo bem-estar, saúde, alimentação, higiene pessoal, educação, cultura, recreação e lazer da pessoa assistida" (Brasil, 2010).

Segundo a descrição da CBO, o cuidador de idosos tem como principais atribuições:

- **CUIDAR DA PESSOA IDOSA:** quanto a higiene, controle de horário de suas atividades, relatar o dia a dia do idoso aos seus responsáveis;

- **ZELAR PELA SAÚDE:** temperatura, qualidade do sono, observar alterações físicas ou de comportamento, controlar a ingestão de medicamentos, acompanhar em consultas e atendimentos médico-hospitalares, relatar as condições de saúde do idoso aos médicos e responsáveis;

- **PROMOVER O BEM-ESTAR:** ouvir a pessoa idosa, dar apoio emocional, estimular a independência, ajudar a recuperar a autoestima;

- **CUIDAR DA ALIMENTAÇÃO:** observar a qualidade e validade dos alimentos, participar da elaboração de um cardápio, promover reeducação alimentar, servir porções adequadas;

- **CUIDAR DO AMBIENTE FAMILIAR E INSTITUCIONAL:** manter o ambiente organizado e limpo, prevenir acidentes, administrar o dinheiro recebido, cuidar da roupa e dos objetos pessoais do idoso, preparar o leito;

- **INCENTIVAR A CULTURA E A EDUCAÇÃO:** estimular o gosto por música, dança, esporte, além de ler histórias e selecionar jornais, livros e revistas do interesse do idoso, etc.;

>> **ACOMPANHAR A PESSOA EM ATIVIDADES EXTERNAS, COMO PASSEIOS, VIAGENS E FÉRIAS:** arrumar a bagagem, organizar os documentos e os remédios, cuidar da alimentação, auxiliar em todos os preparativos, comunicar a saída para atividades externas aos responsáveis.

A CBO ainda destaca as principais competências pessoais associadas a esse profissional:

- >> preparo físico;
- >> capacidade de acolhimento;
- >> capacidade de adaptação;
- >> empatia;
- >> respeito à privacidade do idoso;
- >> paciência;
- >> capacidade de escuta e de percepção;
- >> saber manter a calma em situações críticas;
- >> discrição;
- >> capacidade de tomar decisões;
- >> capacidade para reconhecer limites pessoais;
- >> criatividade;
- >> capacidade de buscar informações e orientações técnicas;
- >> iniciativa;
- >> preparo emocional;
- >> capacidade de transmitir valores por meio do próprio exemplo e pela fala;
- >> habilidade para administrar o tempo;
- >> honestidade.

PRINCIPAIS ATIVIDADES DO CUIDADOR DE IDOSOS

O cuidador acompanha e auxilia a pessoa a ser cuidada, incentivando-a a realizar o máximo de atividades sozinhas e com autonomia. No dia a dia, é necessário que estabeleça uma rotina de valores morais e tarefas diárias, como veremos a seguir.

» Cuidar bem de si mesmo, para estar apto a cuidar de outra pessoa.

» Conhecer seus limites e limitações físicas e emocionais.

» Fazer da autoestima um importante recurso emocional.

» Ter senso de responsabilidade em relação a si próprio e aos outros.

» Ser ético.

» Respeitar as escolhas e as atitudes do outro.

» Estabelecer objetivos e contratos claros, se estiver trabalhando como cuidador formal.

» Ter foco nas necessidades de quem está sendo cuidado, e não nas suas próprias necessidades.

» Manter registro de todas as atividades desenvolvidas com o idoso, com informações acessíveis a familiares e à equipe de saúde.

» Auxiliar com o que for solicitado, sem colocar em risco os idosos, não fazendo sobressair sua opinião ou vontade própria.

» Trabalhar em equipe.

» Evitar julgamentos de qualquer espécie.

» Respeitar os momentos de solidão, tristeza e alegria da pessoa idosa. O silêncio não quer dizer necessariamente que o idoso está deprimido, e sim que está, muitas vezes, tendo um momento de reflexão.

» Respeitar a intimidade da pessoa idosa.

- Demonstrar interesse e carinho pelo seu trabalho e pela família ou instituição a que pertence.
- Não utilizar linguagem inadequada ou diminutivos.
- Saber avaliar situações de estresse e manter a calma.
- Não usar métodos punitivos ou ameaçadores.
- Colaborar com os membros da família e com a equipe.
- Respeitar quando auxiliar a pessoa idosa.
- Preocupar-se quanto aos resíduos produzidos durante o atendimento do idoso.
- Manter-se imparcial quanto aos valores morais, culturais e religiosos do idoso, preservando respeito às suas crenças e à sua privacidade.
- Não desvalorizar as experiências do idoso, pois trata-se da bagagem que eles trazem de toda uma vida.
- Chamar os idosos pelo nome, ou utilizando as formas "senhor" e "senhora". Não utilizar apelidos íntimos, mesmo que sejam familiares. Nesse momento, o que a pessoa idosa mais necessita é ser reconhecida como indivíduo na sociedade, entre os familiares e amigos. O nosso nome é a única identidade que carregamos até o fim da vida.
- Atuar como uma ponte entre o mundo externo e a pessoa idosa, respeitando a individualidade e a autonomia de cada pessoa e o contexto em que está inserida.
- Estimular a escuta ativa, ou seja, estar presente e atento no momento do cuidado: não basta somente ouvir o que se fala, mas registrar o que se quer dizer. Nesses momentos, podemos detectar emoções que podem confortar ou elaborar sentimentos e identificar problemas e soluções que a pessoa idosa não conseguiria sozinha.
- Realizar um planejamento diário das atividades que serão desenvolvidas.
- Ajudar nos cuidados de higiene e conforto.

- » Prestar cuidados físicos, cognitivos, sociais e emocionais.
- » Cuidar para que os idosos tenham alimentação balanceada e hidratação oral adequada.
- » Incentivar a prática de atividades físicas diárias.
- » Incentivar a positividade diante das limitações impostas pelo envelhecimento, as atividades de lazer e a sociabilização familiar e na sociedade em que vive.
- » Cuidar do posicionamento dos idosos, bem como se estiverem acamados e se não tiverem dependentes..
- » Orientar e acompanhar a administração de medicação por via oral.
- » Comunicar à família e à equipe de saúde sobre mudanças no estado de saúde da pessoa idosa e sobre outras situações que se fizerem necessárias para a melhoria da qualidade de vida e recuperação de sua saúde.
- » O relacionamento entre a equipe multidisciplinar é de grande importância; todos os membros devem trocar experiências e conhecimentos para um atendimento integral e integrado ao idoso, indistintamente.
- » Promover a autonomia e a independência do idoso, incentivando-o para que mantenha a sua autoestima e a positividade no dia a dia e garantindo a qualidade em seu cuidado diário.

CUIDAR EM EQUIPE

Para tratar o idoso de maneira integral, é importante que seja feita uma avaliação por diferentes profissionais da área de bem-estar e saúde, visando aumentar sua independência funcional e sobrevida, com qualidade.

Sabemos que sozinhos não conseguiremos dar conta de todos os detalhes que cercam uma pessoa idosa. Mesmo mantendo sua autonomia e independência, em algum momento será necessário procurar auxílio para que o idoso possa desenvolver suas atividades ou manter-se ativo, por meio de tratamentos ou orientações que melhorem sua vida diária. Nesse momento, o trabalho em equipe se mostra eficaz.

É quando cuidadores formais ou informais buscam orientações com uma gama de profissionais da saúde. Com base em uma avaliação específica de cada especialidade, pode-se implementar um plano de cuidados ou um plano terapêutico personalizado para cada idoso.

A seguir serão listadas as principais avaliações especializadas no cuidado com a pessoa idosa e o que podem oferecer.

AVALIAÇÃO DO MÉDICO GERIATRA

- » Deve ser solicitada quando há a necessidade de uma avaliação global, sem a administração de problemas de saúde específicos.
- » Com essa avaliação, é possível observar o grau de autocuidado e sinais de negligência, comportamento, grau de orientação e capacidade cognitiva, marcha, independência e identificar alterações gerais na saúde e no comprometimento na qualidade de vida do idoso.
- » Por meio da avaliação, o idoso será encaminhado para uma equipe multiprofissional.

AVALIAÇÃO DO FISIOTERAPEUTA

- » Deve ser solicitada com o intuito de preservar a função motora e prevenir incapacidades.
- » A partir dessa avaliação, podem ser propostas orientações posturais e modificações ambientais, quando necessário.

- » Consiste em observar, avaliar as disfunções ortopédicas, respiratórias, neurológicas, reumatologias, cardiovasculares e urológicas.

- » Serve para propor e orientar treinos funcionais, como marcha e equilíbrio.

- » Incentivar e aumentar o grau de independência e autonomia.

AVALIAÇÃO DO TERAPEUTA OCUPACIONAL (TO)

- » Utiliza tecnologias orientadas para a emancipação e a autonomia de pessoas que apresentam, temporária ou definitivamente, dificuldades para ter independência e participação social.

- » Propõe intervenções para a melhoria de desempenho funcional, cognitivo, motor, social e de lazer.

- » Auxilia na adaptação, elaborando estratégias para conviver com as incapacidades.

- » Propõe ações individuais ou grupais (para pacientes com problemas semelhantes).

- » Estabelece rotinas para facilitar a comunicação e promove relações interpessoais.

- » É comum o terapeuta ocupacional indicar o uso de equipamentos de mobilidade, como órteses, próteses, muletas, bengalas, andadores e cadeiras de roda.

- » Também são indicados equipamentos e recursos para a higiene pessoal, como elevação de vaso sanitário, colocação de barras de apoio, piso antiderrapante, adaptadores para escova de dente, barbeador.

- » Propõe modificações ambientais.

AVALIAÇÃO DO ASSISTENTE SOCIAL

- Tem como função avaliar o conjunto de problemas, necessidades, interesses e dificuldades sociais e familiares das comunidades.
- Previne e soluciona problemas e dificuldades do idoso e de seus familiares, promove a reabilitação e a reinserção social.
- Reconhece condições que favorecem ou dificultam o tratamento da pessoa idosa, bem como situações de vulnerabilidade, fragilidade, violência e negligência social ou familiar.
- Conscientiza o idoso sobre seus direitos e deveres.
- Auxilia o idoso em situações de risco, facilitando o encaminhamento para médicos especialistas e para a reabilitação, aquisição de medicamentos e orientações nos processos institucionais e legais, em serviços públicos e privados.
- Auxilia a liberação de verbas para idosos nas prefeituras, como a verba para tratamento fora de seu domicílio.
- Auxilia a aquisição de benefícios de previdência privada, como aposentadoria, auxílio-doença, etc.

AVALIAÇÃO DA ENFERMAGEM

- Oferece educação continuada para profissionais da saúde, idosos e familiares quanto ao cuidado, ao planejamento e à coordenação de serviços de saúde, orientação e avaliação das ações relacionadas à saúde dos idosos.
- Atua em nível individual, comunitário, ambulatorial, em centros de saúde, domicílios, casas geriátricas, instituições de longa permanência e hospitais.
- Planeja ações preventivas de proteção ao surgimento de complicações na saúde do idoso. Estimula a deambulação precoce. Gerencia procedimentos de saúde.

- » Cuida do idoso de forma integral, física, psicossocial, ambiental, contribuindo para sua recuperação e preservação da autonomia e independência.
- » Integra todos os componentes da equipe interdisciplinar, visando a qualidade de vida dos idosos e de seus familiares.

AVALIAÇÃO NUTRICIONAL

- » Avalia o estado nutricional, reconhecendo alterações que muitas vezes decorrem do consumo inadequado de alimentos e nutrientes, uso de medicamentos, estilo de vida e nível socioeconômico, propondo soluções específicas para o idoso.
- » Identifica precocemente e trata a desnutrição e outras carências nutricionais.
- » Propõe condições nutricionais em situações inesperadas de doenças, com quadros agudos e crônicos.

AVALIAÇÃO FONOAUDIOLÓGICA

- » Avalia e propõe tratamento e acompanhamento dos transtornos da comunicação, abrangendo audição, fala, voz e linguagem – inerentes ao processo de envelhecimento ou não.
- » Avalia transtornos da deglutição.
- » Orienta familiares, idosos e cuidadores.
- » Especialmente importante para quadros de doenças neurológicas, como Parkinson, AVC, quadros demenciais.

AVALIAÇÃO ODONTOLÓGICA

- » Avalia a saúde oral do idoso.
- » Identifica lesões ou modificações nos dentes, mucosa bucal, palato, língua, lábios e glândulas salivares.

- Orienta e prepara para o uso de próteses.
- Contribui para a qualidade de vida do idoso, a autoestima, a capacidade de mastigação, a deglutição e o estado nutricional.

AVALIAÇÃO PSICOLÓGICA

- Analisa o estado mental, funcional, emocional e comportamental do idoso, em contextos culturais e biopsicossociais.
- Avalia e orienta os distúrbios no contexto familiar, com cuidadores, nas relações sociais e de lazer da pessoa idosa.
- Acolhe as necessidades do idoso, suas tristezas, angústias, preocupações, depressão, ansiedade e luto (perda de cônjuge, amigos, parentes próximos), perdas (materiais, de animais de estimação, perda de *status* social), aposentadoria, dificuldades com seu próprio envelhecimento.
- Faz avaliação neuropsicológica.

AVALIAÇÃO FARMACÊUTICA

- Presta informações sobre medicamentos a outros profissionais da equipe de saúde, idosos e familiares, colaborando para a prescrição de drogas eficazes e seguras, para a sua adequada administração e benefício dos idosos.
- Orienta quanto a formas de administrar, frequência, posologia prescrita, compatibilidade entre medicamentos, efeitos colaterais e iatrogênicos.

Cuidando de quem cuida

*[...]
Já não me preocupo se eu não sei por quê
Às vezes o que eu vejo quase ninguém vê
E eu sei que você sabe quase sem querer
Que eu vejo o mesmo que você
[...]
Me disseram que você
Estava chorando
E foi então que eu percebi
Como lhe quero tanto*

(QUASE SEM QUERER, RENATO RUSSO)

No dia a dia, precisamos ter conhecimento e agir para o bem-estar físico do idoso, unir o cuidado com atenção plena, paciência, bom senso, boa vontade, solidariedade e principalmente responsabilidade, não somente pelo ato de cuidar, mas também pelo nosso exemplo.

Se queremos fazer com que o outro tome banho, seja educado ou tenha paciência, devemos, em primeiro lugar, avaliar como nos portamos.

Quem escolheu ser cuidador deve traçar um plano de cuidados para si e para o seu bem-estar, seu autocuidado, englobando aspectos positivos e negativos que precisam ser trabalhados – afinal, como cuidar de alguém sentindo dores pelo corpo? Realizar uma avaliação geral médica anual ou semestral é o recomendável, caso não haja um problema específico para tratar.

A sobrecarga de cuidadores informais (familiares) muitas vezes acontece pelo despreparo e pela falta de orientação, causando ou agravando doenças já existentes. Somada à sobrecarga física existe a psíquica, que também pode gerar doenças, tristeza, angústia, preocupações, ansiedade, além de dificuldades financeiras, que podem surgir com a repentina necessidade de cuidar e reestruturar a vida. Elas deixam marcas profundas em quem cuida, ainda que muitas vezes o próprio cuidador não se dê conta, pelo envolvimento emocional em que está inserido.

E o ônus negativo dessa situação será cansaço, insônia, irritação, depressão, diminuição da sociabilização e outros fatores agravantes para que o cuidador desempenhe bem seu trabalho.

É preciso considerar que o cuidado pode ser temporário, por um período curto, longo ou contínuo, ou seja, por longos meses e anos ou até a morte.

FATORES QUE PODEM COMPROMETER
A SAÚDE DO CUIDADOR

O cuidador informal poderá vivenciar inúmeras situações complexas, entre as quais se destacam:

>> a dificuldade de comunicação com outros familiares;

>> o aumento da dependência física e cognitiva do idoso;

>> a falta de local, equipamentos e conhecimentos apropriados para o cuidado específico;

>> a dificuldade de lidar com as próprias emoções em relação ao cuidado.

Os cuidadores formais, que se prepararam antes de ingressar na profissão, terão mais conhecimento teórico e prático sobre o que fazer para se pouparem fisicamente, mas correm o mesmo risco de adquirir doenças, sofrer com o estresse ou com a sobrecarga mental.

Existem cuidadores que acabam tendo duplo vínculo de trabalho: não se alimentam, não dormem o suficiente, não têm tempo para ir ao médico ou desfrutarem do lazer, acarretando, assim, consequências desastrosas ao longo do tempo.

COMO MINIMIZAR A SOBRECARGA FÍSICA E EMOCIONAL DO CUIDADOR?

>> Busque informações e conhecimento técnico sobre como tornar o exercício do cuidado mais leve.

>> Converse com outros familiares ou pessoas de confiança para revezar no cuidado diário.

>> Fale com médicos e profissionais para entender melhor a doença do idoso, as consequências, os problemas e possíveis sequelas. Dessa forma, você poderá elaborar um plano de ação a curto, médio e longo prazo no cuidado do idoso.

Se for necessário, coloque no papel todos os pontos a serem considerados: financeiros, pessoais, profissionais, horas disponíveis, custos e outros, para que seja mais fácil visualizar suas reais necessidades. Ao fazermos isso, esvaziamos a mente, sendo mais fácil surgirem novos caminhos para facilitar o dia a dia.

» Diante do levantamento de necessidades, converse com outras pessoas sobre isso, tenha paciência, escute e reflita sobre como pode se adaptar. As ideias e a ajuda surgirão se mantiver o foco primeiramente no seu autocuidado, para depois cuidar do outro.

» Procure na sociedade e na comunidade recursos que podem ajudá-lo – pessoas, técnicas, objetos, etc.

» Busque orientações sobre os direitos de idosos e portadores de doenças crônicas.

» O cuidado de quem cuida independe de classe social e financeira. Existe a falsa impressão de que se tiverem mais condições financeiras e sociais, a sobrecarga será mais leve, considerando ser mais fácil o acesso aos serviços de saúde. No entanto, no lar do idoso, as dificuldades, os conflitos e as angústias são iguais quando se trata do cuidado de um membro familiar.

» Mantenha sua rotina, praticando atividades que proporcionem bem-estar, lazer e sociabilização.

» Tente manter uma rotina para o cuidado, estabelecendo dias e horários específicos, e não diminua suas atividades externas.

» Procure auxílio quando perceber que está indo além de seus limites.

» Busque formas de tornar o momento menos pesado, coloque uma música suave que você ou o idoso goste e aproveite esses momentos. Leituras e trabalhos manuais podem ser desenvolvidos enquanto o idoso descansa, e o cuidador também pode se ocupar com atividades que lhe trarão bem-estar e descanso mental.

» Faça pausas para descansar e relaxar.

» Seja discreto e imparcial nas relações.

Para os cuidadores informais, além de todas as sugestões anteriores, é preciso que aproveitem para relaxar, curtir familiares e cuidar de si mesmos enquanto estão trabalhando. Ao participarem das atividades propostas para os idosos e disfrutarem desse tempo com eles, todos saem ganhando, com mente relaxada e vínculos afetivos fortalecidos.

ERGONOMIA NO TRABALHO

Para cuidar melhor do seu corpo no período em que estiver trabalhando, esteja atento às seguintes orientações quando for levantar ou abaixar para auxiliar o idoso ou pegar objetos mais pesados ou que tenham caído no chão:

- » mantenha a postura ereta;
- » flexione levemente os joelhos;
- » segure o objeto com as duas mãos;
- » mantenha a coluna ereta;
- » levante o objeto, mantendo os joelhos flexionados e o tronco reto;
- » utilize os músculos mais longos dos braços, das nádegas e pernas nas atividades que exijam maior força (os músculos das costas são mais fáceis de sofrer lesões);
- » fique o mais próximo possível do objeto ou da pessoa a ser levantada ou posicionada.

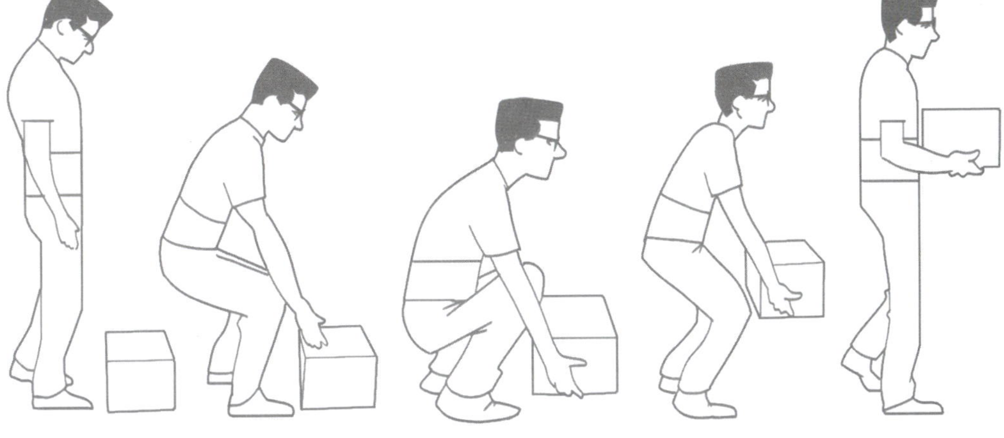

FIGURA 1 |
CORRETO ALINHAMENTO POSTURAL PARA ERGUER OBJETOS.

HIGIENE PESSOAL
DO CUIDADOR

Os hábitos de higiene melhoram a saúde e evitam muitas doenças. Listaremos apenas alguns hábitos que parecem corriqueiros, mas que fazem a diferença no dia a dia.

A) BANHO DIÁRIO, LAVAGEM DOS CABELOS: moramos em um país tropical, com temperaturas altas na maior parte do ano, o que propicia a proliferação de bactérias e germes.

B) LAVAGEM DAS MÃOS: esse pode ser considerado um dos mais importantes hábitos de higiene de nossas vidas; devemos lavar as mãos ao longo do dia, sem horários marcados. Mantenha as unhas curtas e limpas, sem adereços, e tenha sempre lenços descartáveis à mão para a limpeza de olhos, nariz e rosto.

1

UMEDEÇA AS MÃOS E OS ANTEBRAÇOS. PASSE SABÃO OU SABONETE NAS PALMAS DAS MÃOS E NOS PUNHOS, REALIZANDO MOVIMENTOS CIRCULARES.

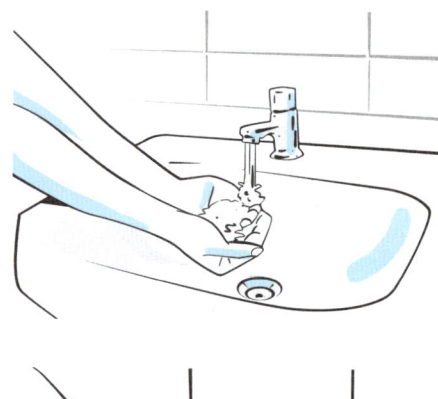

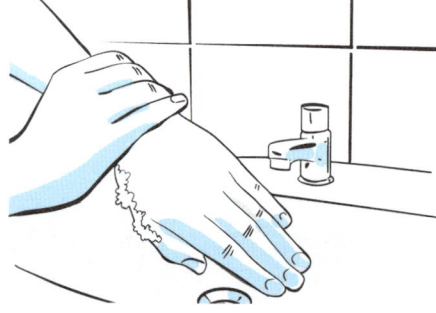

2

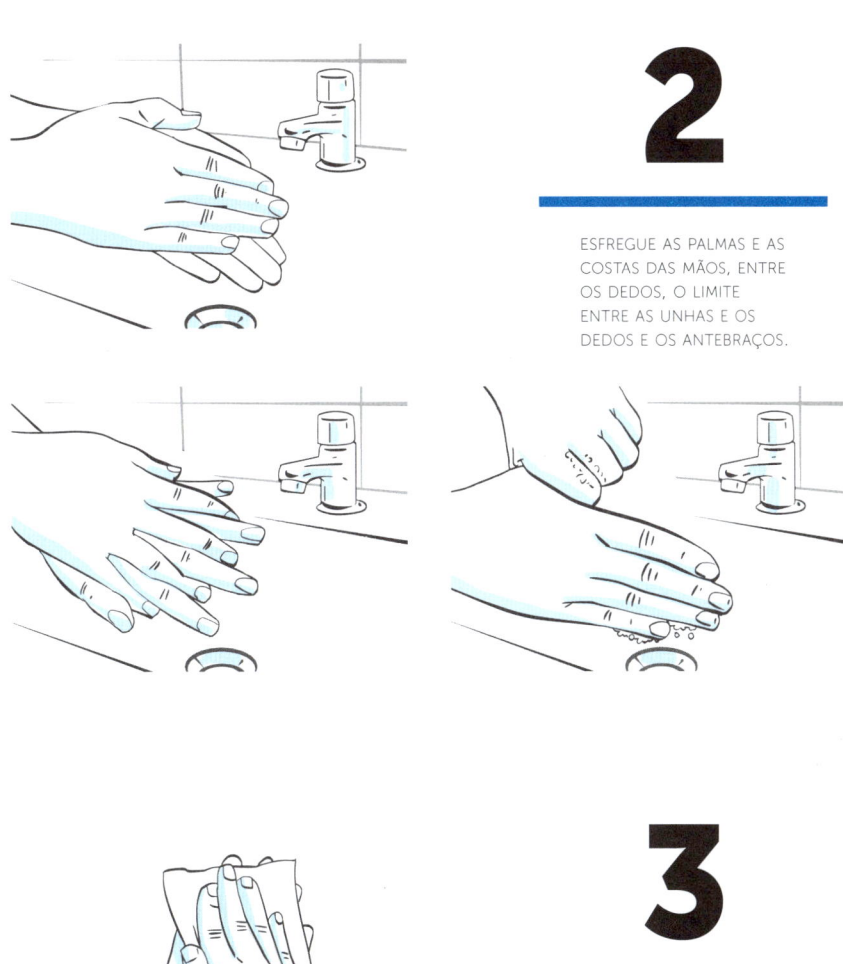

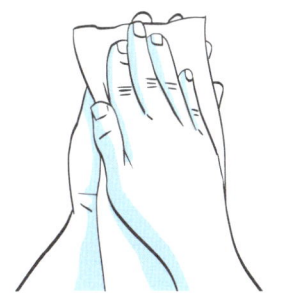

ESFREGUE AS PALMAS E AS COSTAS DAS MÃOS, ENTRE OS DEDOS, O LIMITE ENTRE AS UNHAS E OS DEDOS E OS ANTEBRAÇOS.

3

ENXÁGUE E SEQUE AS MÃOS EM TOALHA LIMPA OU USE PAPEL-TOALHA. DESCARTE NO LIXO.

PASSE ÁLCOOL 70%, ESFREGUE AS MÃOS E DEIXE SECAR NATURALMENTE. ELE PODE SUBSTITUIR, ÀS VEZES, A HIGIENIZAÇÃO COM ÁGUA E SABÃO, MAS O IDEAL É A LAVAGEM FREQUENTE DAS MÃOS.

4

FIGURA 2 |
PROCEDIMENTO CORRETO PARA A LAVAGEM DAS MÃOS.

C) **ESCOVAÇÃO DE DENTES E LÍNGUA:** diariamente, pelo menos três vezes ao dia. A língua acumula resíduos que podem desenvolver germes, ocasionando a halitose ou o mau hálito. Devemos usar também o fio dental, importante para a higiene entre os dentes, evitando acúmulo de resíduos.

D) **ROUPAS LIMPAS:** não use roupa descosturada, com falta de botões, rasgadas, amassadas, com aparência suja.

> » Escolha o tamanho de roupa certo, de acordo com suas medidas.
>
> » Use roupas adequadas para o trabalho – dê preferência ao uso de uniforme ou avental.
>
> » Vista roupas de acordo com o clima.
>
> » Não use roupas de outra pessoa sem antes lavá-las.

E) **CUIDADOS ESPECIAIS COM OS PÉS:** lavá-los diariamente com água e sabão e esfregá-los, mantendo-os arejados – o que desencadeia o odor é o acúmulo de bactérias e fungos entre os dedos e nos pés. Cortar as unhas dos pés uma vez por semana.

F) **CALÇADOS E MEIAS:** os calçados devem ser confortáveis, sempre limpos e engraxados. Após uso contínuo, deve-se deixá-los arejar. Já as meias devem ser trocadas diariamente, para evitar o mau odor nos pés.

G) **BARBA:** manter, desde que seja limpa e aparada. No trabalho de cuidador, é melhor mantê-la rente à pele ou fazê-la diariamente, conservando um aspecto limpo e agradável. Higienize sempre após refeições.

H) ADEREÇOS: quando estamos trabalhando como cuidadores, devemos lembrar que esses objetos podem causar acidentes e/ou ferimentos. A beleza está na simplicidade, sem necessidade de exageros. Use adereços pequenos e que possam ser higienizados constantemente.

O fumo resulta no desenvolvimento de doenças graves, por isso, se você é fumante, tente largar o cigarro. Se não conseguir, tente manter o autocontrole enquanto estiver cuidando, pois o cheiro do cigarro fica impregnado em cabelos, roupas e outros objetos, e pode desencadear também problemas respiratórios na pessoa que está sob seus cuidados.

Assim como o corpo, a mente também precisa ser preservada das atividades e sobrecargas diárias. A higiene mental, o descanso do corpo, o lazer e a presença de quem nos faz bem é tão importante quanto a higiene do nosso corpo físico. Planeje sua semana ou dia, delegue tarefas e, na medida do possível, tente se ocupar com o que gosta e estar com quem lhe faz bem.

Higiene pessoal do idoso

*Procurando bem
Todo mundo tem pereba
Marca de bexiga ou vacina
[...]
Só a bailarina que não tem
[...]
Nem unha encardida
Nem dente com comida
Nem casca de ferida ela não tem*

(CIRANDA DA BAILARINA,
CHICO BUARQUE DE HOLLANDA E EDU LOBO)

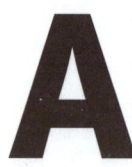

Antes de abordar os cuidados necessários em relação à higiene dos idosos, cabe esclarecer algumas dúvidas comuns relacionadas a microbiologia, infecção e esterilização:

O que são micróbios?

São seres vivos causadores de infecções e doenças. Trata-se de um organismo microscópico: bactéria, bacilo ou vírus.

O que é desinfecção?

Destruição de agentes infecciosos que se encontram fora do corpo, por meio de exposição direta a agentes químicos ou físicos.

O que é desinfetante?

Produto usado para fazer desinfecção (álcool a 70%, cloro, clorexidina e outros).

O que é esterilização?

É a destruição de todas as formas de vida microbianas, por autoclave ou estufa, por exemplo.

O que é infecção?

É a multiplicação de microrganismos patogênicos no organismo.

O que é descontaminação?

Procedimento utilizado em artigos contaminados por matéria orgânica (sangue, pus, secreções corpóreas), para destruição de microrganismos patogênicos, antes de iniciar o processo de limpeza. Tem por objetivo proteger as pessoas que realizarão a limpeza desses artigos e o meio ambiente.

TÉCNICA DE DESINFECÇÃO PARA PEQUENAS SUPERFÍCIES, CASO OCORRA UM PEQUENO DERRAMAMENTO DE MATÉRIA ORGÂNICA (SUBSTÂNCIAS CORPORAIS OU SANGUE, INCLUINDO RESPINGOS)

RETIRE A MATÉRIA ORGÂNICA COM PAPEL OU PANO DESCARTÁVEL E LIMPE.
NO CASO DE PISOS OU PAREDES, PRIMEIRAMENTE LIMPE A SUPERFÍCIE A SER DESINFETADA COM SABÃO OU DETERGENTE E, EM SEGUIDA, ENXÁGUE E SEQUE. QUANDO A QUANTIDADE DE MATÉRIA ORGÂNICA FOR GRANDE, APLIQUE DESINFETANTE SOBRE ELA E DEIXE AGIR DE 10 A 15 MINUTOS. RETIRE COM PAPEL OU PANO DESCARTÁVEL E LIMPE COM ÁGUA E SABÃO.
PARA MOBILIÁRIOS, REALIZE LIMPEZA COM SABÃO OU DETERGENTE NA SUPERFÍCIE A SER DESINFETADA, COM O AUXÍLIO DE PANOS DESCARTÁVEIS. FINALIZE REALIZANDO FRICÇÃO COM ÁLCOOL A 70%.

HIGIENE ORAL

Abrange o cuidado com:

- dentição natural;
- prótese dentária;
- língua e bochecha.

Tem como finalidade:

- evitar infecções na boca e cáries nos dentes;
- retirar os restos de alimentos;
- eliminar o mau hálito, decorrente da presença de resíduos alimentares na boca.

Procedimento:

- se o cuidador for realizar a higiene oral, deve se posicionar atrás da cabeça do idoso e escovar primeiro a face externa dos dentes, começando do fundo da boca e seguindo em direção à frente;
- depois, escove a parte dos dentes que mastiga, com movimentos circulares e suaves, para não ferir a gengiva;
- em seguida, escove a parte interna dos dentes, movimentando a escova de baixo para cima e de cima para baixo, sempre da gengiva para a ponta dos dentes;
- por último, escove a língua suavemente, evitando tosse ou náuseas;
- enxágue a boca com água limpa;
- utilize fio dental, quando for possível;
- mantenha os lábios hidratados.

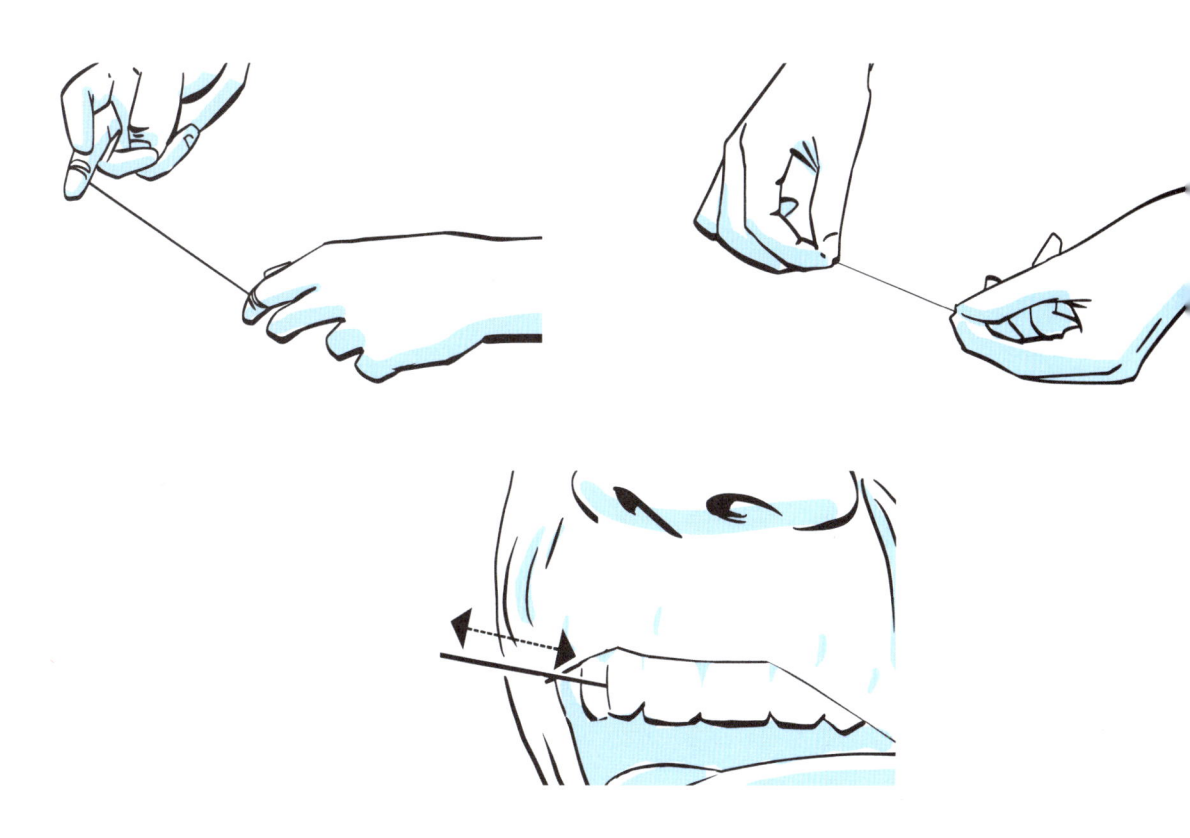

FIGURA 1 |
PARA O USO DE FIO DENTAL, CORTE 30 CM DO FIO, ENROLANDO-O DUAS VEZES NO DEDO MÉDIO DE UMA DAS MÃOS, APOIANDO-O COM O INDICADOR E O POLEGAR. SEGURE A OUTRA PONTA COM A OUTRA MÃO. COLOQUE O FIO ENTRE OS DENTES E, COM DELICADEZA, DESLIZE-O ATÉ AVANÇAR UM POUCO ATRÁS DA GENGIVA. REPITA A OPERAÇÃO NA FACE DE CADA DENTE.

> AO AJUDAR O IDOSO COM A ESCOVAÇÃO, VERIFIQUE SE HÁ ALGUMA LESÃO NA CAVIDADE BUCAL. SE ENCONTRAR ALGUMA ALTERAÇÃO NOS DENTES, NA LÍNGUA, NA GENGIVA E NOS LÁBIOS OU PRESENÇA DE ODORES INCOMUNS, POR MENORES QUE SEJAM, COMUNIQUE À FAMÍLIA PARA QUE O IDOSO SEJA AVALIADO POR UM DENTISTA.
> É IMPORTANTE SABER QUE OS IDOSOS COSTUMAM TER DIMINUIÇÃO DA PRODUÇÃO DE SALIVA, FICANDO COM A BOCA SECA, O QUE PODE COLABORAR PARA FERIMENTOS INTERNOS E NOS LÁBIOS.

PRÓTESES

A higiene oral tem por finalidade a limpeza de restos alimentares, devendo ser feita após cada refeição. A falta desse cuidado pode acarretar infecções nas gengivas e nos dentes, ocasionando odores desagradáveis. Existem, no mercado, dispositivos próprios para a higienização da língua, mas, em sua ausência, pode ser utilizada a própria escova de dente ou uma espátula envolvida em gaze, ou o dedo indicador envolto em gaze, ou ainda bochechos com enxaguatórios bucais sem álcool. Observando náuseas, sangramentos, lesões, dor, edemas, coloração da mucosa, aspectos dos dentes, presença ou não de mau hálito, comunique à família. Se for prótese total, é preciso retirá-la para fazer a higiene com uma escova dura.

Se o idoso não conseguir removê-la sozinho, o cuidador deverá auxiliar a retirada da prótese e mantê-la higienizada após cada refeição.

É aconselhável fazer uma visita ao dentista pelo menos a cada seis meses.

HIGIENE CORPORAL

BANHO

Muitos idosos têm receio de quedas, sentem muito frio ou simplesmente não consideram necessário tomar banho, dependendo dos hábitos e costumes que trazem de toda a sua vida. Outros dizem que precisam economizar a água ou ainda que estão muito cansados e com dores.

A frequência do banho depende das necessidades apresentadas por cada um, sendo indicado de duas a três vezes por semana ou em dias alternados; porém o ideal é banho diário. Devemos avaliar as condições do idoso no momento do banho, verificando a pele, dificuldades respiratórias e cansaço, relatando aos familiares ou ao médico as dificuldades observadas.

O cuidador precisa incentivar a movimentação ativa do idoso quando for ao banho, mas, se houver resistência, deve-se avaliar outros procedimentos antes de realizá-la e colocar em risco a segurança física do idoso.

O banho tem a finalidade de remover bactérias, eliminar e prevenir odores corporais, estimular a circulação e a movimentação articular, prevenir úlceras de pressão e promover conforto, mas a água muito quente e o uso de sabonetes inadequados podem ressecar a pele. Por isso, devem ser substituídos por sabonetes mais hidratantes, e deve-se optar pelo banho com água morna, seguido de hidratação da pele com creme logo após o banho, quando está preparada para receber e absorver o produto. Talcos e produtos que ressequem a pele devem ser evitados. Deve-se observar durante o banho lesões, inchaços, manchas arroxeadas, arranhões, edemas e dores ao toque.

Outro ponto importante é zelar pela privacidade dos idosos, mantendo portas fechadas. Somente o cuidador deve ficar no local, salvo se precisar de auxílio, expondo somente as áreas que forem necessárias, evitando a exposição total antes de estar imerso na água, evitando o frio e o constrangimento.

A segurança é mais um ponto importante. Se necessário, solicite piso antiderrapante no banheiro e barras de segurança; cheque a temperatura antes de colocar o idoso na água; e incentive-o a fazer sua higiene pessoal e íntima. Na hora de secar, use tecidos macios para evitar lesões na pele fina e muito ressecada.

Relembrando:

DIRIJA-SE À PESSOA IDOSA CHAMANDO-A PELO SEU NOME PREFERIDO, DEMONSTRANDO RESPEITO E REFORÇANDO SUA IDENTIDADE PESSOAL. NUNCA UTILIZE APELIDOS SEM AUTORIZAÇÃO OU TERMOS DEMASIADAMENTE AFETUOSOS (MINHA QUERIDA, MEU CORAÇÃO, MINHA LINDA, MEU FOFO) OU AINDA DIMINUTIVOS QUE INFANTILIZAM (LINDINHA, QUERIDINHA, MÃOZINHA, BOQUINHA).
CONVERSE COM A PESSOA IDOSA ANTES DO BANHO, EXPLICANDO O QUE SERÁ REALIZADO E PERGUNTANDO QUAIS SUAS PREFERÊNCIAS QUANTO A ROUPAS, PERFUMES, DESODORANTES E CREMES.

PRINCIPAIS DÚVIDAS DOS CUIDADORES SOBRE O BANHO EM IDOSOS

Quando encontramos idosos e familiares resistentes ao banho, o que devemos fazer?

Procure entender as crenças e os motivos relacionados a essa resistência – pode ser o medo de queda ou muitas dores articulares e musculares. Conhecendo o motivo em questão, é possível elaborar um cuidado personalizado e com menos sofrimento para o idoso e seus familiares.

Quantas vezes por semana o idoso deve tomar banho?

É preciso levar em conta as necessidades de cada pessoa e personalizar o cuidar, propondo novas rotinas e adequando às necessidades diárias. Se houver realmente a dificuldade de se dar banho no idoso em razão de dores ou outros motivos, o banho poderá ser adequado a três vezes por semana, por exemplo, com a participação ativa ou passiva do idoso. No entanto, o ideal é banho e higiene íntima diários.

Como podemos identificar sinais de alterações no idoso durante o banho?

A partir da observação de fatores, como: cor e textura da pele, presença de ferimentos ou lesões, sensibilidade, dores, temperatura, aspecto das unhas das mãos e dos pés e presença de parasitas no couro cabeludo.

MODALIDADES DE BANHO

Segundo a publicação da Secretaria Municipal da Saúde (São Paulo, 2015), são três as principais modalidades de banho: banho de aspersão, banho parcial e banho de leito.

BANHO DE ASPERSÃO (CHUVEIRO)

- » O banho no idoso pode ser dado em pé ou sentado, de acordo com a condição física dele.

- » Caso tenha condições de tomar o banho sozinho, sugira que ele mantenha a porta destrancada, e, preferencialmente, mantenha-se perto do local.

- » A água deve estar em temperatura agradável para a pessoa idosa – não deve estar muito quente.

- » Coloque tapetes antiderrapantes no box e mantenha o piso externo ao box seco, para evitar acidentes.

- » Se possível, coloque barras de apoio dentro e fora do box, para auxiliar na hora de o idoso sair do banho, e oriente-o para que não se apoie em pias, toalheiros ou outros objetos de sustentação frágil que possam existir no local.

- » Quanto ao banho em si, deve-se começar pelas partes com menos sujidades.

- » A autonomia da pessoa idosa deve ser encorajada: incentive-a a realizar sua própria higiene pessoal e disponha-se a ajudar, se necessário.

- » Talcos podem ressecar mais a pele do idoso e causar inalação desnecessária do pó, por isso devem ser evitados.

- » O idoso pode fazer uso de colônias com fragrâncias suaves e desodorantes, conforme sua preferência.

BANHO PARCIAL

As áreas higienizadas nesse tipo de banho podem ser somente a face, as mãos, as axilas, o pescoço, a genitália e as nádegas.

BANHO DE LEITO

- » É indicado a pessoas que estejam inconscientes, incapacitadas (física ou mentalmente) ou muito enfraquecidas, não sendo mais possível levá-las ao chuveiro.

» Execute o procedimento com rapidez, evitando a exposição desnecessária do idoso.

» Conversar enquanto o banha pode minimizar o constrangimento da pessoa idosa.

Material para banho no leito

1 colcha ou cobertor;
1 lençol de cima;
1 lençol móvel;
1 lençol impermeável (de plástico);
1 lençol de baixo;
1 fronha;
1 toalha de rosto;
1 toalha de banho;
1 travesseiro;
2 luvas de banho ou compressas;
2 bacias de banho ou balde;
1 jarro de água quente;
1 sabonete antisséptico, se houver;
1 xampu;
1 hidratante, se houver;
1 Kit para higiene oral (escova, pasta de dentes e fio dental);
1 comadre ou papagaio, se houver;
1 biombo, se houver;
1 par de luvas de procedimento, para todo procedimento de contato.

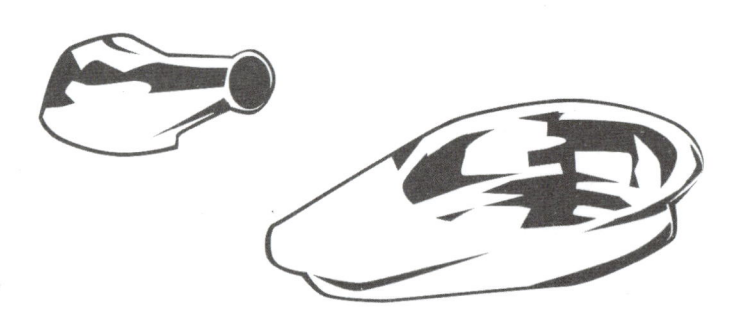

FIGURA 2 |
PAPAGAIO (À ESQUERDA) E COMADRE (À DIREITA).

Procedimento para o banho no leito

- Feche portas e janelas, para proteger das correntes de frio.
- Coloque um biombo, se houver, preservando a privacidade do idoso.
- Desocupe a mesa de cabeceira.
- Ofereça a comadre ou papagaio ao idoso, antes de iniciar o banho.
- Remova a roupa de cama, a colcha, o cobertor, o travesseiro e as roupas, deixando o idoso protegido com o lençol.
- Abaixe a cabeceira da cama, se for possível.
- Tampe os ouvidos do idoso.
- Cubra o travesseiro com plástico e coloque o idoso com a cabeça apoiada nesse travesseiro, que deve estar na beirada da cama.
- Coloque, embaixo da cabeça do idoso, uma bacia ou balde, para receber a água.
- Molhe a cabeça do idoso e passe um pouco de xampu.
- Massageie o couro cabeludo e derrame água aos poucos, até retirar toda a espuma.
- Seque os cabelos.
- Faça a higiene oral.
- Coloque as luvas de procedimento.
- Molhe as luvas de banho, retirando o excesso de água.
- Lave os olhos do idoso com água limpa, da parte interna para a externa.
- Ensaboe a face e seque com a toalha de rosto.
- Coloque a toalha de banho sob um dos braços do idoso e lave-o no sentido do punho para as axilas, em movimentos longos.

- Enxágue e seque com a toalha de banho.
- Repita a operação com o outro braço.
- Coloque a toalha de banho sobre o tórax do idoso, cobrindo-o até a região púbica.
- Com uma das mãos, suspenda a toalha e, com a outra, lave o tórax e o abdome.
- Enxágue, seque e cubra o idoso com o lençol.
- Flexione o joelho do idoso e lave os pés, secando bem entre os dedos.
- Coloque-o em decúbito lateral, com as costas voltadas para você. Lave, enxugue e seque as costas, protegendo-as com uma toalha.
- Faça uma massagem de conforto, utilizando um hidratante.
- Coloque-o em posição dorsal.
- Disponha a toalha de banho e a comadre ou o papagaio sob o idoso.
- Ofereça a luva de banho para que o idoso possa fazer sua higiene íntima (se tiver limitações, calce a luva e faça a higiene para ele).
- Lave as mãos.
- Vista as roupas pessoais.
- Troque a roupa de cama.
- Recoloque o travesseiro e deixe-o em posição confortável.
- Lave as pernas, fazendo movimentos passivos nas articulações, e massageie as proeminências ósseas e a panturrilha.

VESTUÁRIO

- O idoso necessita de roupas simples e confortáveis, que devem ser escolhidas por ele mesmo, preservando sua autonomia e sua autoestima.

- Os tecidos devem ser de algodão e apropriados ao clima. Com a possível perda da capacidade de expressar sensações de frio ou calor, as roupas devem acompanhar a temperatura do ambiente e deve ser checada também a temperatura da pessoa idosa, para que se possa certificar que a roupa atende às suas necessidades.

- Mantenha as gavetas e o armário organizados por cores e estações, assim fica mais fácil de o idoso localizar as roupas apropriadas ao seu gosto.

- Roupas com elástico ou velcro são mais fáceis de serem utilizadas, se for do gosto da pessoa idosa.

- Nos casos de dependência para a realização de atividades básicas diárias, pode-se dar preferência ao uso de conjuntos de moletom, em função de sua praticidade. Quando se tratar de um idoso cadeirante ou acamado, deve-se dar prioridade a roupas de fácil abertura e fechamento.

- Mantenha a privacidade do idoso quando acabar o banho ou for fazer a troca de roupa – sendo ele independente ou não, deixe um roupão ao seu alcance para que possa se trocar no quarto ou ir para o banheiro.

- O uso de chinelos e calçados adequados, antiderrapantes e, de preferência, sem cadarços, devem ser priorizados – mesmo que o idoso prefira outro tipo, deve ser orientado sobre os riscos de queda e suas consequências.

MÃOS E PÉS

As unhas devem receber atenção especial, em razão do endurecimento e do ressecamento que ocorrem com a idade. O ideal é cuidar delas logo após o banho, quando estarão mais hidratadas e amolecidas, facilitando o procedimento.

- Se forem observadas alterações ou necessidade de corte, é aconselhável buscar profissional especializado (podólogo), a fim de evitar ferimentos e infecções. Deve ser dada atenção especial aos idosos diabéticos, em virtude da maior incidência de infecções nos ferimentos.

» Os pés devem ser sempre lembrados e cuidados com delicadeza e atenção, devendo ser observados quaisquer sinais de alterações de pele, dores, deformidades, lesões, temperatura diferente da habitual, sinais de doenças fúngicas e hipersensibilidade – até mesmo uma inflamação da cutícula pode levar a instabilidades de marcha e ocasionar quedas, devendo ser comunicada à equipe de saúde ou ao profissional especializado.

» Os pés devem ser mantidos secos e limpos, com o cuidado de secar entre os dedos com material delicado, para não ferir.

» Os pés devem estar em constante atividade, com a prática de exercícios delicados que podem ser realizados tanto pela pessoa idosa como guiados pelo cuidador, desde que ele seja orientado por profissional especializado.

» Os pés devem ser mantidos aquecidos, com meias de algodão limpas.

» Observe os tamanhos de meias e calçados adequados para prevenir lesões, evitar a diminuição de circulação e o aumento do edema local.

INCONTINÊNCIA URINÁRIA OU FECAL

A incontinência urinária é mais comum do que a incontinência fecal, e ambas podem causar dificuldades aos cuidadores que não entendem por que a pessoa idosa começa a apresentar perda de urina ou fezes. A maior preocupação de quem cuida são assaduras e lesões ocasionadas pela umidade e proliferação de microrganismos.

Nesse sentido, é importante que o cuidador registre diariamente e comunique as intercorrências a familiares e profissionais da saúde – a incontinência urinária não é uma decorrência natural do envelhecimento.

> **NUNCA DIMINUA A INGESTÃO DE LÍQUIDOS PARA QUE O IDOSO URINE MENOS, POIS ESSA ATITUDE PODE CAUSAR DESIDRATAÇÃO.**

O cuidador deve observar:

- se a incontinência é diária ou esporádica;
- se ocorre quando o idoso tosse ou quando o abdome é comprimido;
- se os idosos sentem vontade de urinar, mas não conseguem chegar a tempo ao banheiro;
- qual a frequência e o volume da perda de urina e/ou fezes ou a frequência da troca de fralda;
- se o idoso tem dificuldade de tirar a roupa;
- se ocorre só à noite ou durante o dia;
- se o idoso toma medicamentos diuréticos ou outros que possam causar incontinência;
- se o idoso relata dor ou ardor ao urinar ou evacuar;
- se há odor, coloração ou aspecto característico, e relatar aos familiares e médicos;
- se a urina é eliminada em quantidade contínua ou se fica pingando na roupa.

O QUE O CUIDADOR PODE FAZER?

- Se possível, deixe o idoso em um quarto mais próximo do banheiro.
- Providencie recipientes como papagaio ou comadre e deixe-os próximos aos locais onde a pessoa idosa fica

por mais tempo ou no quarto de dormir – assim não será necessário correr para o banheiro se houver urgência em urinar, e deixe a luz do banheiro acesa durante a noite.

» Mantenha o uso do vaso sanitário com assentos altos e barras de apoio lateral, facilitando o acesso.

» Procure vestir o idoso com roupas fáceis de serem retiradas ou abertas.

» Durante o dia, leve a pessoa idosa ao banheiro, em intervalos regulares. Abra a torneira da pia para estimular a micção.

» Mantenha o ambiente calmo e evite a presença de outras pessoas no local no momento em que o idoso estiver urinando ou evacuando.

O USO DE FRALDAS

Quando a pessoa idosa não conseguir ir ao banheiro e a incontinência for mais severa, a fralda geriátrica pode ser utilizada durante o dia e à noite. É preciso explicar os motivos e as necessidades do uso da fralda à pessoa idosa, para que esse hábito seja aceito e incorporado à sua rotina. As trocas de fraldas deverão ser regulares para que as molhadas nunca fiquem em contato com o corpo por muito tempo, evitando assaduras e feridas na pele. É fundamental uma boa higiene, com o uso de água e sabonete, eliminando assim os resíduos de fezes e urina.

Indicação de uso:

» Usuários acamados, com pouca ou nenhuma mobilidade.

» Incontinência severa.

» Incontinência fecal.

» Usuários ativos – perda de urina quando ri, espirra, tosse ou quando tem muita vontade de urinar.

>> Caso toda a bexiga se esvazie quando o idoso tem muita vontade de urinar ou se há perda total/permanente do controle da bexiga.

A fralda pode ser uma maneira bem eficiente de manter a pessoa idosa seca e sem constrangimentos, mas também pode ser prejudicial, causando úlceras de decúbito. Por isso, deve-se trocar a fralda pelo menos quatro vezes ao dia ou sempre que necessário. A higiene íntima é recomendada em toda troca de fralda, e a umidade e o atrito podem ocasionar lesões de pele e graves úlceras.

A escolha do tipo de fralda também é importante. Temos hoje no mercado tamanhos variados, tanto para o sexo masculino como para o feminino, além de calcinhas e cuecas laváveis, para casos de incontinência leve.

Elas são mais utilizadas quando um adulto, em função de alguma doença, perde o controle de suas funções fisiológicas, prevenindo a perda involuntária de urina ou fezes. Nesse contexto, é importante deixar claro que, apesar do nome fralda geriátrica, ela deve ser utilizada por qualquer adulto que tenha problemas relacionados a incontinência, independentemente da faixa etária.

O seu uso pode variar basicamente de acordo com a intensidade e a frequência da perda. Existem casos de gotejamentos permanentes de urina ou de incontinência urinária moderada, forte ou severa. Algumas pessoas precisam usar por baixo da roupa no dia a dia, por exemplo. De acordo com a necessidade de cada um, há uma fralda mais adequada para o uso.

ÚLCERAS DE PRESSÃO OU DE DECÚBITO

Úlcera de pressão ou de decúbito são lesões que surgem em decorrência da falta de circulação sanguínea em determinada área do corpo, com a diminuição da oxigenação e do suprimento das áreas, o que leva à degradação dos tecidos locais. Os casos mais comuns aparecem principalmente em proeminências ósseas, que causam pressão nos tecidos moles, nos músculos e na pele. Escara é a antiga denominação dessas lesões.

Elas são mais comuns em pessoas que estão acamadas por um período longo ou permanecem por muito tempo sentadas em cadeiras de rodas ou deitadas na mesma posição.

No início das lesões, a pele pode ficar avermelhada, arroxeada, com aumento de temperatura local que não regride, mesmo com a mudança da posição. Elas podem evoluir para bolhas e lesões abertas, com perda de tecidos, crostas escurecidas e eliminação de secreções líquidas ou purulentas. Também podem atingir a parte óssea.

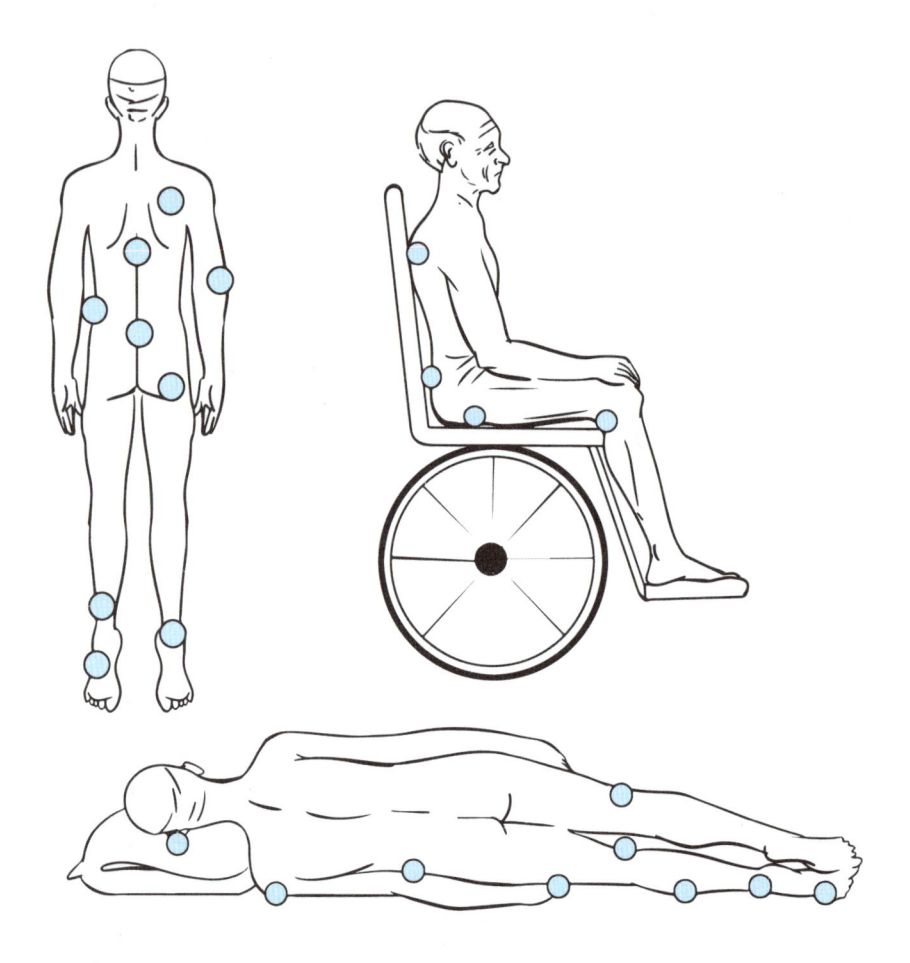

FIGURA 3 |
ÁREAS DO CORPO AVERMELHADAS INDICAM EXCESSO DE COMPRESSÃO DOS TECIDOS E INÍCIO DE FALTA DE OXIGENAÇÃO.
FONTE: SENAC (2013).

Prevenção e tratamento

Antes que a pele fique comprometida, durante as trocas de fraldas, se houver, ou durante o banho, a massagem pode ser de grande auxílio na prevenção de úlceras por pressão. Sendo feita delicadamente, com o uso de hidratantes – e não óleos –, além de umectar a pele, ativa a circulação sanguínea periférica, relaxando os músculos e aliviando as dores locais, apenas não sendo recomendada quando a lesão já estiver instalada e aberta.

A mudança de decúbito (mudança de posição quando o corpo está deitado) a cada duas horas também é de grande importância na prevenção de úlceras.

A manutenção e o cuidado para conservar os locais secos e limpos devem ser observados rigorosamente, como medida preventiva.

O tratamento de úlceras pode levar meses de sofrimento, tanto para a pessoa idosa como para quem cuida, daí a importância da prevenção.

Os principais cuidados para prevenir as úlceras são:

>> higienização correta;
>> higiene íntima a cada eliminação;
>> hidratação da pele;
>> não deixar dobras em lençóis da cama, nas poltronas e cadeiras de rodas;
>> se necessário, utilizar uripen (dispositivo com formato de preservativo masculino) nos homens para evitar que fiquem úmidos ou molhados, deixando a pele mais exposta a lesões;
>> usar utensílios como coxins, travesseiros, almofadas, rolinhos e luvas com água como forma de prevenir úlceras de pressão em regiões menores e com menos circulação;
>> atualmente existem no mercado diferentes recursos para evitar lesões. Procure sempre orientação e auxílio dos pro-

fissionais da saúde e especialistas para a compra e o uso adequado desses dispositivos;

» cada úlcera ou lesão deve ser tratada com orientações específicas de medicamentos, cremes ou outros produtos. Nunca utilize produtos sem a orientação de profissionais

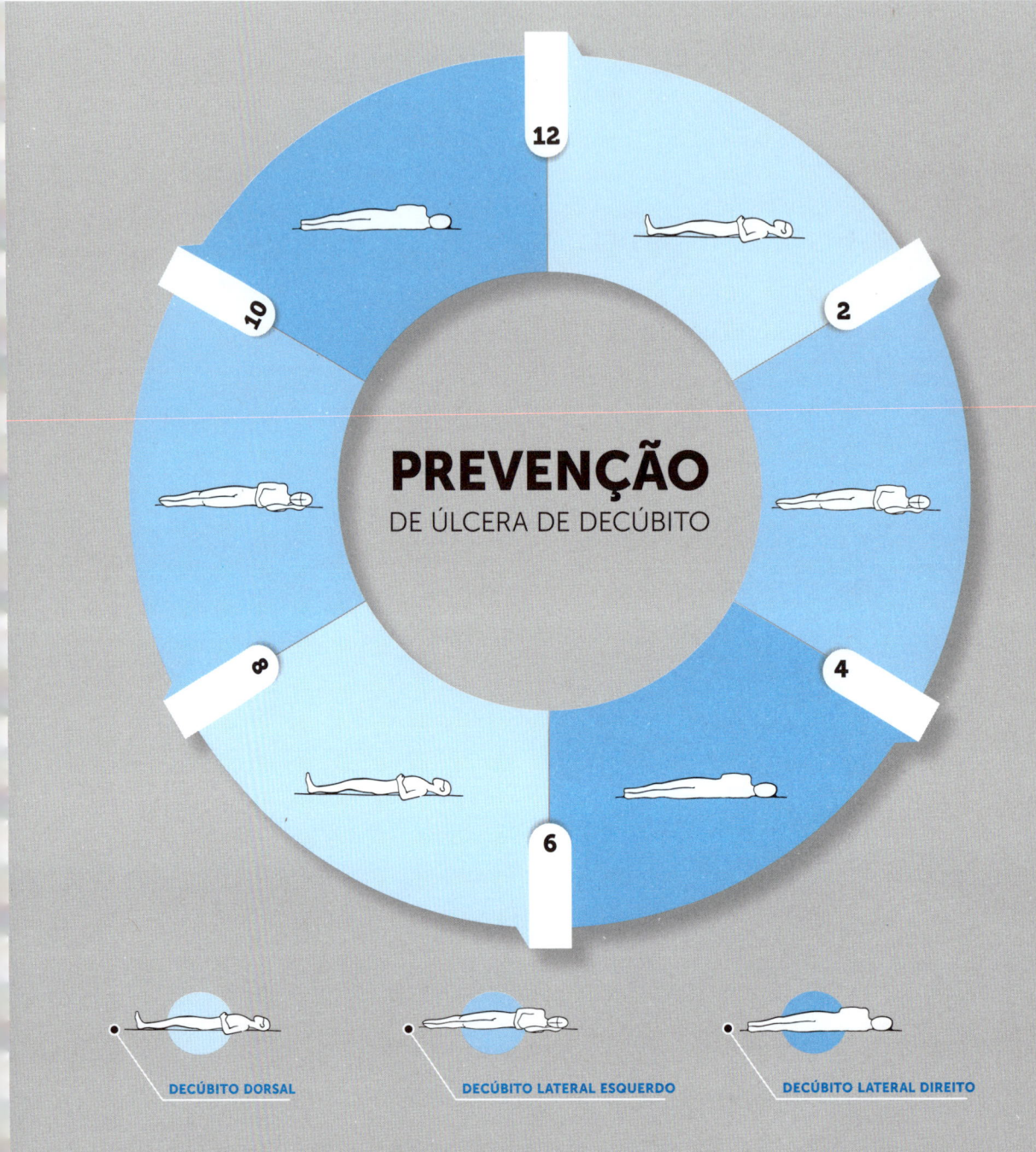

PREVENÇÃO
DE ÚLCERA DE DECÚBITO

DECÚBITO DORSAL DECÚBITO LATERAL ESQUERDO DECÚBITO LATERAL DIREITO

FIGURA 4 |
POSIÇÕES INDICADAS PARA A PREVENÇÃO DA ÚLCERA DE DECÚBITO, QUE DEVEM SER ALTERNADAS A CADA DUAS HORAS.

da saúde, para não correr o risco da lesão sofrer complicações sérias;

» os curativos realizados fora da área hospitalar devem seguir rigorosamente a orientação dos profissionais especializados.

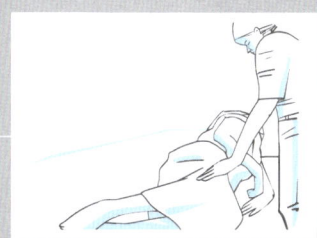

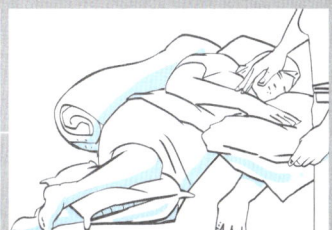

DECÚBITO LATERAL

COM A PESSOA DEITADA EM UM DOS LADOS, COLOQUE UM TRAVESSEIRO FINO SOB A CABEÇA E O PESCOÇO, DE MODO QUE A CABEÇA FIQUE ALINHADA COM A COLUNA. A PERNA QUE FICA POR CIMA DEVE ESTAR LEVEMENTE DOBRADA E APOIADA EM UM TRAVESSEIRO, MANTENDO O TORNOZELO AFASTADO DO COLCHÃO E DO OUTRO PÉ. COLOCAR UM APOIO, QUE PODE SER OUTRO TRAVESSEIRO OU ALMOFADA, ATRÁS DO TRONCO DA PESSOA.

DECÚBITO DORSAL

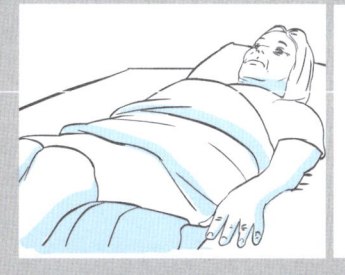

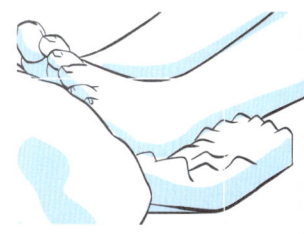

APOIE A CABEÇA DA PESSOA DE MANEIRA QUE O PESCOÇO FIQUE NO MESMO NÍVEL DA COLUNA. COLOQUE UM APOIO CONFORTÁVEL EMBAIXO DAS PERNAS, DIMINUINDO A PRESSÃO DOS CALCANHARES SOBRE A CAMA. DOBRE OS COTOVELOS LEVEMENTE E COLOQUE AS MÃOS DA PESSOA APOIADAS NOS QUADRIS. MANTENHA AS PERNAS DA PESSOA ESTICADAS E AS PONTAS DOS DEDOS VOLTADAS PARA CIMA. APOIE OS CALCANHARES EM ALMOFADA OU DISPOSITIVOS PARA PREVENIR A ÚLCERA DE PRESSÃO, PODENDO SER UM MATERIAL MACIO, ENCONTRADO NO MERCADO OU, SE NÃO FOR POSSÍVEL, UMA LUVA DE LÁTEX COM UM POUCO DE ÁGUA, IMITANDO UMA ALMOFADA FLUTUANTE, QUE TAMBÉM GERA O EFEITO DE UMA MICROMASSAGEM.

SONDA VESICAL DE DEMORA (SONDA PARA URINAR)

A sonda vesical de demora é necessária quando não for possível urinar espontaneamente ou controlar a saída da urina por conta de doenças físicas ou psíquicas – em idosos que apresentem demências, por exemplo –, e somente pode ser introduzida no canal da uretra feminina ou masculina por profissionais da saúde, nunca por cuidadores.

A parte externa da sonda deve ficar presa à coxa da pessoa, de forma a manter a sonda no lugar, não permitindo a movimentação interna, o que pode ocasionar dor. Externamente, a sonda deve estar conectada a uma bolsa que armazena a urina e pode ser fixada na lateral da cama, na cadeira de rodas ou na perna da pessoa, devendo ser esvaziada de acordo com as orientações dos profissionais da saúde.

Como essa sonda fica por um tempo dentro da bexiga, é preciso ter alguns cuidados para evitar infecções, sangramentos e feridas, conforme as recomendações a seguir:

- » Sempre lave bem as mãos antes de mexer na sonda – e antes de qualquer procedimento com o idoso também.
- » Limpe a pele ao redor do meato urinário (local pelo qual entra a sonda), durante o banho, ao realizar a higiene íntima ou na troca de fralda.
- » Se for orientado a trocar ou esvaziar o coletor de urina, sempre utilize luvas.
- » Sempre mantenha o recipiente abaixo do nível da bexiga, evitando que a urina coletada retorne para a bexiga, o que pode causar infecções.
- » Nunca puxe a sonda ou tente introduzir mais para dentro do canal. Isso pode levar a ferimentos na bexiga e na uretra, causando sangramento e dor.
- » Observe se a sonda está solta, ou seja, se não está presa ou comprimida em algum local ou com o peso do próprio corpo da pessoa, deixando de drenar a urina.

» Verifique se o fecho de segurança do conector com a sonda está aberto ou fechado quando ocorre o transporte ou a transferência do idoso, evitando o retorno da urina ou o acidente com o coletor.

» Se o idoso não urinar em um período de quatro horas, mesmo ingerindo líquido, procure orientação da equipe de saúde. Uma pessoa produz e elimina, em média, 1.200 a 1.500 ml de urina em 24 horas. Essa quantidade é modificada pela ingestão de líquido, suor, temperatura externa, vômitos ou diarreia.

URIPEN (DISPOSITIVO MASCULINO EXTERNO)

O uripen é um dispositivo externo feito de borracha fina, também conhecido como sonda de camisinha, pois é colocado no pênis como uma camisinha. O uripen é conectado ao mesmo coletor de urina da sonda interna, apresentando diferentes tamanhos – a equipe de saúde deve orientar quanto ao tamanho mais adequado para cada caso. Para o uso do uripen, atente-se às recomendações a seguir.

» A fixação deve ser feita na base do pênis com micropore – cuidado para não apertar muito.

» Mantenha os pelos pubianos do idoso aparados.

» Retire o uripen para o banho ou para realizar a higiene íntima, trocando sempre que necessário.

» Examine o pênis do idoso com frequência e, se estiver com lesões ou inchado, deixe-o sem o uripen e opte pelo uso de fraldas, até que não haja mais lesões.

OSTOMIA

Ostomia é uma abertura cirúrgica realizada na parede do abdome para ligar o estômago – ou parte do intestino ou bexiga – com o meio externo, podendo ser definitiva ou temporária.

Pela ostomia intestinal ocorre a eliminação de fezes e, pela ostomia urinária, de urina.

No caso das gastrostomias, que conectam o estômago com o externo, elas servem como meio para a introdução de alimentos e não para eliminações.

A ostomia tem uma coloração rosada, brilhante e úmida, e a pele ao seu redor deve estar lisa, sem vermelhidão. Dependendo do lugar no qual foi realizada a abertura, a ostomia recebe um nome e apresenta uma determinada função. Por exemplo:

- gastrostomia (estômago): tem a função de alimentar a pessoa por meio da sonda.
- ileostomia (íleo) ou colostomia (cólon): tem a função de eliminar fezes.
- urostomia (condutos urinários) ou cistostomia (bexiga): tem a função de eliminar a urina.

Quando as ostomias têm a finalidade de coletar resíduos, existirá para cada função um recipiente ou um coletor específico, com bolsas coletoras fechadas, no caso da coleta de urina, e bolsas coletoras abertas, para as fezes.

Cuidados com a ostomia e a bolsa coletora

» LAVE A OSTOMIA COM ÁGUA E SABONETE NEUTRO DELICADAMENTE, SEM ESFREGAR. SE NECESSÁRIO, USE PAPEL PARA RETIRAR AS SECREÇÕES MAIS ENDURECIDAS.

» SEQUE A SUPERFÍCIE AO REDOR DA OSTOMIA DELICADAMENTE, COM PANOS LIMPOS, QUE DEVEM ESTAR BEM SECOS E SEM CREMES OU PRODUTOS, PARA A FIXAÇÃO DA BOLSA.

» OBSERVE SE AO REDOR DA OSTOMIA HÁ LESÕES OU VERMELHIDÃO, ANTES DE FIXAR A BOLSA. CASO HAJA VERMELHIDÃO, A EQUIPE MÉDICA DEVE SER AVISADA.

» USE SEMPRE A BOLSA ADEQUADA PARA A COLETA DE URINA OU FEZES.

» OBSERVE O LOCAL CORRETO PARA O RECORTE DA BOLSA, SEGUINDO O TAMANHO DA OSTOMIA.

» RETIRE O PROTETOR DA PARTE DO ADESIVO QUE TERÁ CONTATO COM A PELE.

» POSICIONE A BOLSA DE BAIXO PARA CIMA. PRESSIONE SUAVEMENTE, ATÉ TOTAL FIXAÇÃO E ADERÊNCIA DA BOLSA AO REDOR DA OSTOMIA.

» FECHE O CLIPE INFERIOR DA BOLSA E POSICIONE DE MANEIRA CONFORTÁVEL NO ABDOME E VESTUÁRIO.

» NÃO RETIRE A BOLSA SEM NECESSIDADE, PARA EVITAR LESÕES NA PELE.

» NÃO USE CREMES AO REDOR, PARA NÃO COMPROMETER A ADERÊNCIA DA BOLSA.

» ESVAZIE A BOLSA SEMPRE QUE ESTIVER COM MENOS DA METADE CHEIA, PARA QUE NÃO HAJA ACIDENTES.

» LAVE A BOLSA COM ÁGUA OU SORO FISIOLÓGICO. NÃO UTILIZE ÁLCOOL OU OUTROS PRODUTOS PARA LIMPEZA, POIS PODEM SER ABSORVIDOS PELA OSTOMIA E CAUSAR DANOS NOCIVOS.

» A BOLSA COLETORA DE URINA DEVE SER ESVAZIADA CONFORME ORIENTAÇÃO DA EQUIPE DE SAÚDE. DEVE-SE SEMPRE ANOTAR O VOLUME DESPREZADO. A BOLSA COLETORA DE FEZES DEVE SER ESVAZIADA SEMPRE QUE NECESSÁRIO – GERALMENTE UMA OU DUAS VEZES POR DIA. DEVE-SE ANOTAR A COLORAÇÃO E O TIPO DE FEZES – SE PASTOSA, SEMIPASTOSA OU LÍQUIDA, E A QUANTIDADE – CASO ISSO SEJA SOLICITADO POR UM PROFISSIONAL DE SAÚDE.

» A BOLSA PODE SER UTILIZADA POR CERCA DE TRÊS DIAS, DEVENDO SER TROCADA ANTES DISSO QUANDO A RESINA QUE COLA PERDER A COR AMARELA OU QUANDO SE PERCEBER DESLOCAMENTO OU VAZAMENTO.

» PARA EVITAR LESÕES AO DESCOLAR A BOLSA DA PELE, RETIRE-A DELICADAMENTE E UMEDEÇA A PELE AO REDOR ANTES.

» NÃO É NECESSÁRIO RETIRAR A BOLSA ANTES DO BANHO. É BOM COBRI-LA COM UM SACO PLÁSTICO E FITA ADESIVA. QUANDO FOR NECESSÁRIO SUBSTITUIR A BOLSA, USE O MOMENTO DO BANHO PARA FAZER A RETIRADA. A ÁGUA E O SABÃO NÃO PREJUDICAM A OSTOMIA. DEVE-SE CUIDAR PARA QUE O JATO FORTE DO CHUVEIRO NÃO ATINJA A ABERTURA DA OSTOMIA, POIS PODE PROVOCAR SANGRAMENTO E INCÔMODO.

» PEÇA ORIENTAÇÃO SEMPRE QUE SE SENTIR INSEGURO PARA REALIZAR QUALQUER PROCEDIMENTO.

Mobilidade

*Ando devagar
Porque já tive pressa
[...]
Hoje me sinto mais forte
Mais feliz, quem sabe
Só levo a certeza
De que muito pouco sei
Ou nada sei
[...]
Penso que cumprir a vida
Seja simplesmente
Compreender a marcha
E ir tocando em frente*

(TOCANDO EM FRENTE, ALMIR SATER)

Quando falamos em capacidade funcional, trata-se da capacidade de a pessoa idosa conseguir manter sua independência e sua mobilidade para realizar atividades cotidianas. A incapacidade funcional, que ocorre à medida que os idosos não conseguem se adaptar às mudanças decorrentes do processo de envelhecimento, compromete a qualidade de vida, a saúde física, mental e social.

A prevenção e a orientação adequadas ao portador de alguma alteração em sua mobilidade deve ser prioridade nos cuidados com a pessoa idosa.

MOVIMENTANDO-SE
COM AUTONOMIA

Para que o idoso possa se locomover sozinho, há equipamentos que podem auxiliá-lo nessa tarefa, como a bengala, o andador ou a cadeira de rodas.

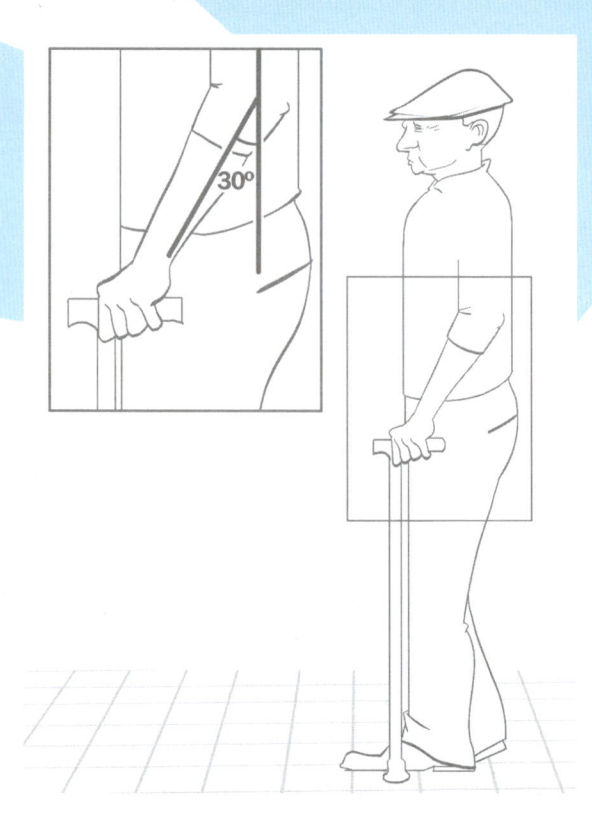

FIGURA 1 |
O DISPOSITIVO DE MARCHA DEVE ADAPTAR-SE À ALTURA MAIS ADEQUADA PARA CADA PESSOA IDOSA.

MOVIMENTANDO-SE COM O
AUXÍLIO DE OUTRAS PESSOAS

Andar, mesmo com dificuldade, é importante, e o idoso deve ser estimulado a fazer pequenas caminhadas, sempre com uma pessoa ao lado – para a sua segurança, em eventual descuido ou mal-estar.

Para caminhar lado a lado, o cuidador deve colocar uma mão embaixo do braço ou na axila do idoso, segurando a mão do idoso com sua outra mão, ou se colocar à sua frente, amparando com as mãos.

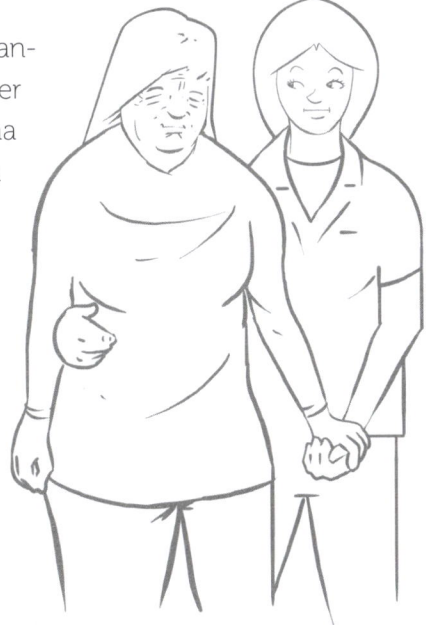

TRANSFERÊNCIAS

AUTOCUIDADO DO CUIDADOR NAS TRANSFERÊNCIAS

No cuidado com o idoso, é necessário conhecer os limites de seu próprio corpo e de seus movimentos para a execução de suas atividades.

Trabalhe com segurança e calma. Utilize uma roupa que permita liberdade de movimentos e sapatos apropriados (sem salto e com solado antiderrapante). Saiba que, em muitas ocasiões, não será possível executar os procedimentos com segurança sozinho. Nessas situações, solicite ajuda para executar as suas atividades.

PROCEDIMENTOS PARA A TRANSFERÊNCIA DO IDOSO

As transferências devem ser planejadas e podem ser de uma cama hospitalar ou de uma cama domiciliar comum para a cadeira de rodas, para a cadeira de banho ou para a cadeira comum ou poltrona – ou vice-versa.

Veja a seguir as diferentes formas de se prestar auxílio para mover a pessoa idosa acamada, que é mais dependente do cuidador, de acordo com o *Manual dos cuidadores de pessoas idosas* (Duarte, 2009).

EM DUAS PESSOAS

Ficando do mesmo lado da cama e de frente para o idoso, mantenha o corpo ereto e os joelhos levemente flexionados e uma das pernas à frente da outra – ou o que lhe der mais firmeza para executar o movimento. Posicione os braços ao nível da cama. Uma pessoa fica na altura da cabeça e a outra na região lombar. Coloque uma mão no quadril e a outra nos joelhos ou no tronco, enquanto a outra pessoa segura o tronco e o quadril: os movimentos feitos pelas duas pessoas devem ocorrer ao mesmo tempo, a fim de transferir o idoso para cima, para baixo ou para o lado.

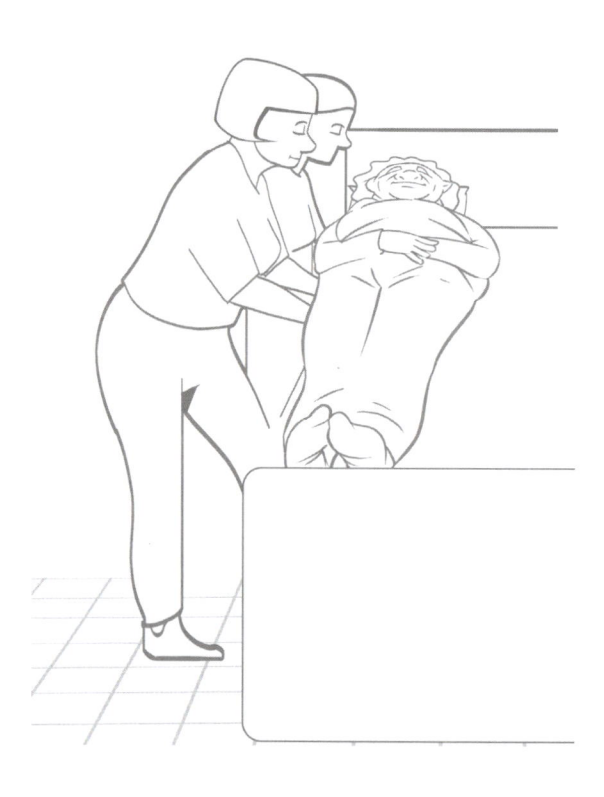

EM UMA PESSOA

Realize a manobra em etapas e com planejamento. Mantenha o peso do corpo como auxiliar para dar equilíbrio e contrapeso. Utilize o lençol móvel que se encontra no centro da cama para movimentar de uma só vez e uniformemente o idoso, para cima ou para baixo. Mantenha os braços do idoso dobrados sobre o corpo, evitando trauma.

POSICIONAR EM DECÚBITO LATERAL

Mantenha o braço e a perna do idoso voltados para o lado que será virado. Com uma mão colocada sobre o quadril e a outra sobre o ombro, posicione o idoso para o lado em que você está. Mantenha suas pernas e seus pés afastados, dando equilíbrio ao corpo. Coloque apoios nas costas, a fim de manter o corpo da pessoa idosa lateralizado.

Podemos também usar o lençol móvel para lateralizar a pessoa idosa, sempre mantendo o lado oposto ao que não estamos, seguro por uma proteção adequada, ou manter a cama encostada em uma parede, sem o risco de quedas para a pessoa idosa.

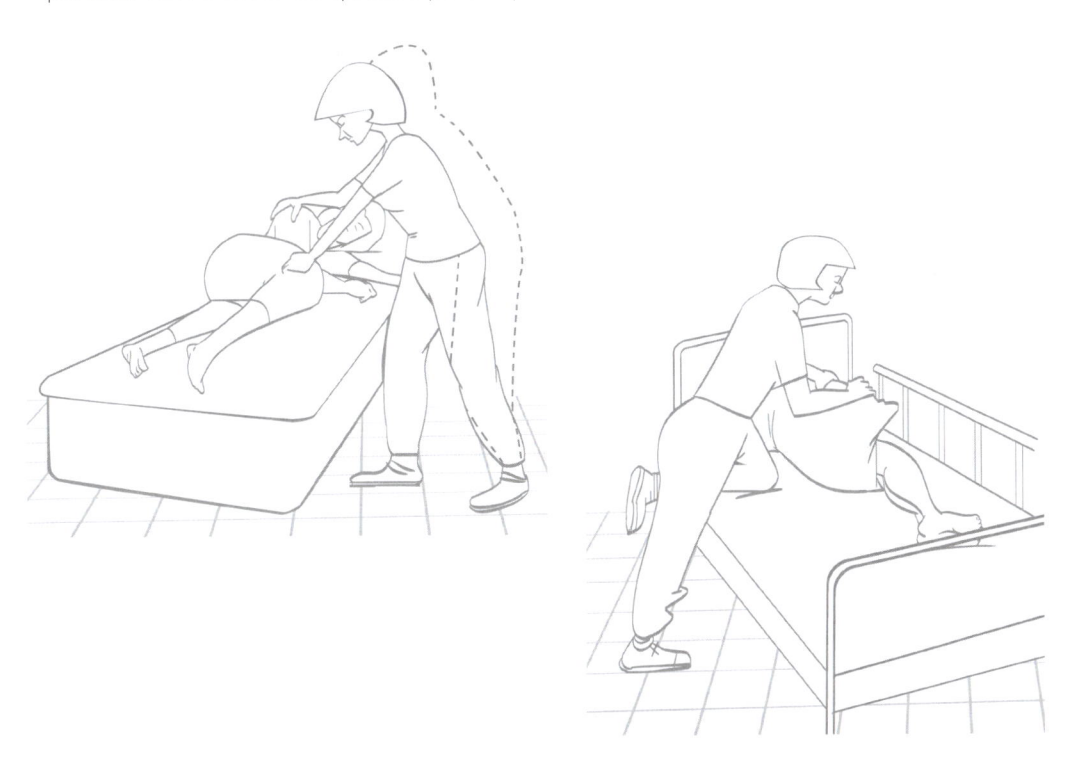

SUBIR O IDOSO NA CAMA

Faça essa transferência se possível em duas pessoas. Posicione a pessoa de frente, cruze os braços sobre o próprio tronco e utilize o lençol móvel para uniformemente movimentar o idoso, segurando firme dos dois lados, sem necessidade de levantar muito, mas o suficiente para mover o idoso. Organize novamente o lençol e os travesseiros.

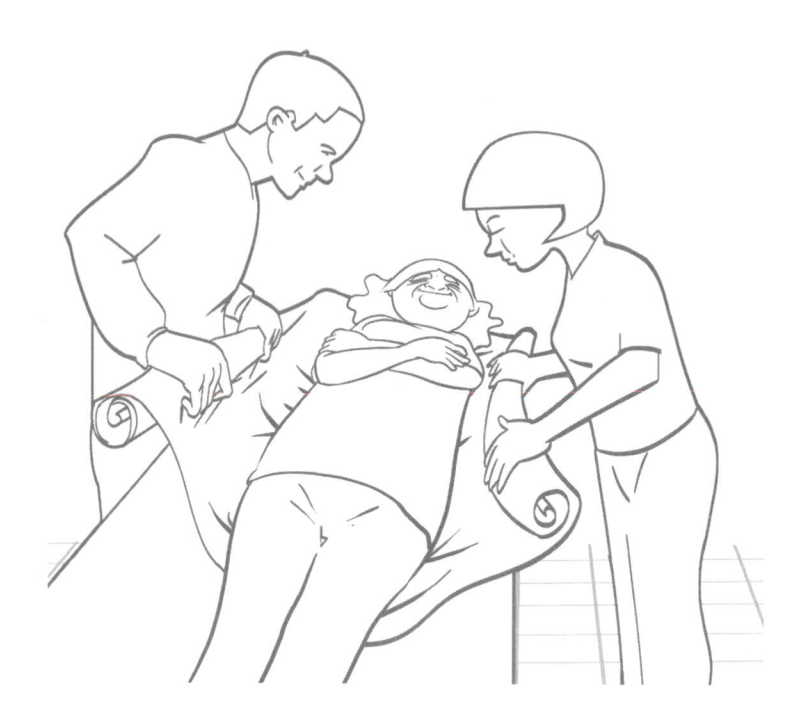

SENTAR O IDOSO NA CAMA

Oriente o idoso para a manobra, mantenha-o lateralizado para o seu lado e o lado que irá sentar. Traga o braço para frente, dobre os joelhos juntos, coloque uma de suas mãos ao redor dos joelhos e a outra próxima à nuca e ao ombro. Avise os procedimentos e peça ao idoso que o auxilie se puder.

Em um movimento uniforme e sincronizado, use seu corpo como alavanca e gire devagar o corpo do idoso, levando o tronco para cima e trazendo os joelhos para fora da cama. Mantenha-se em frente ao idoso e observe qualquer alteração. Se necessário, deite-o novamente.

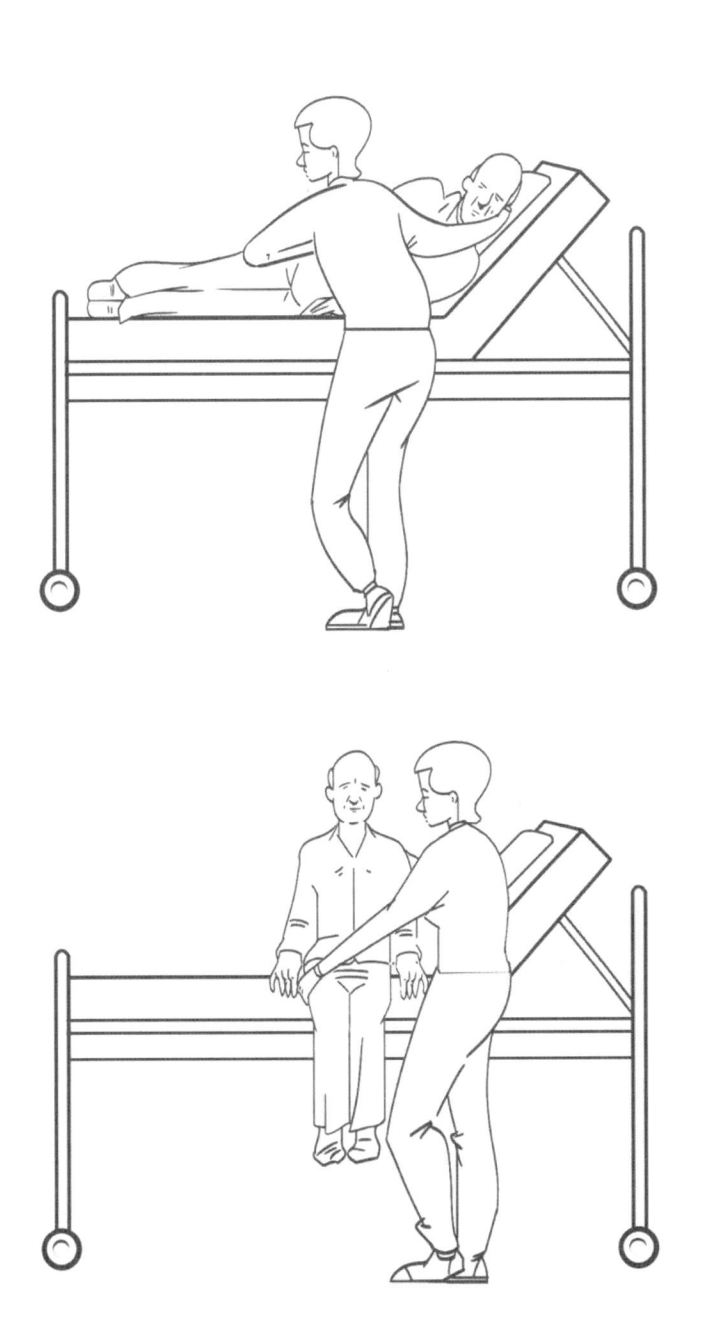

LEVANTAR DA CADEIRA OU POLTRONA

Essa manobra deve ser feita com o auxílio de duas pessoas. Mantenha o idoso à frente da cadeira. Um cuidador deve ficar de cada lado e segurar as mãos do idoso, mantendo o seu corpo reto, com pernas e pés afastados para maior equilíbrio do corpo. Prepare a pessoa para o procedimento e peça que dê um impulso em conjunto para levantar-se. Mantenha uma das mãos de quem cuida circundando a cintura, para acudir em caso de mal-estar ou desequilíbrio do idoso.

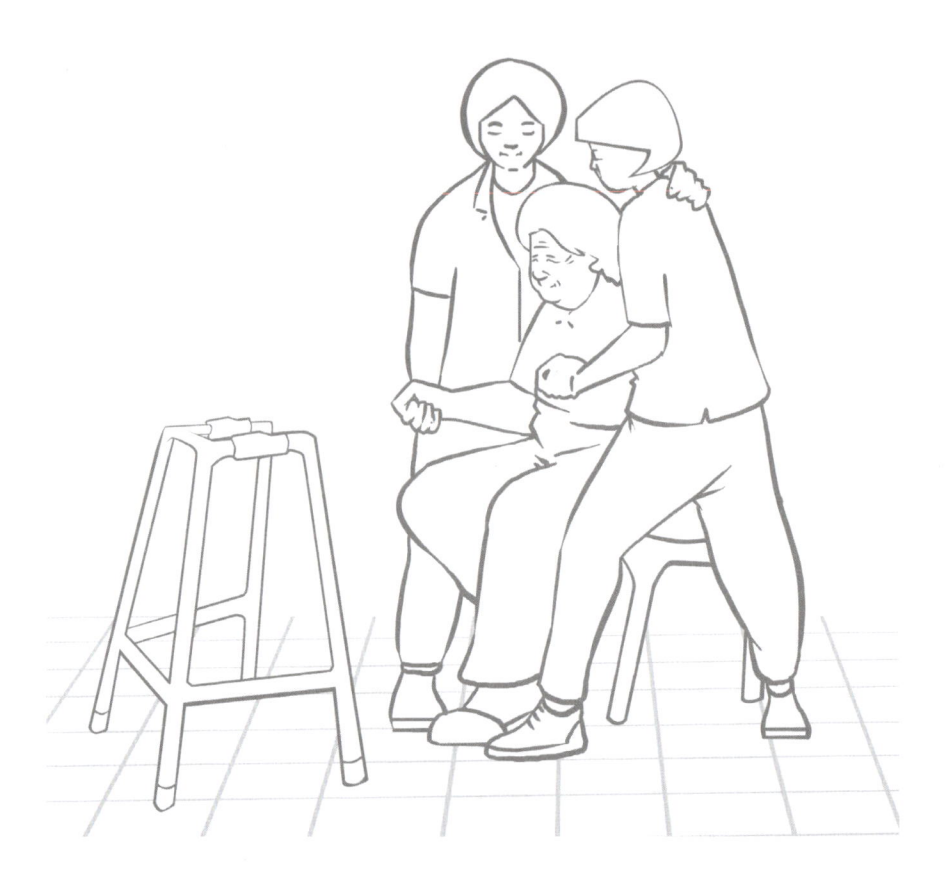

LOCOMOÇÃO

Mantendo os mesmos passos da manobra para levantar da cadeira ou da poltrona, para caminhar com a pessoa idosa, o cuidador deve manter um dos braços ao redor da cintura do idoso, sem forçar, somente dando amparo caso apresente mal-estar ou desequilíbrio postural.

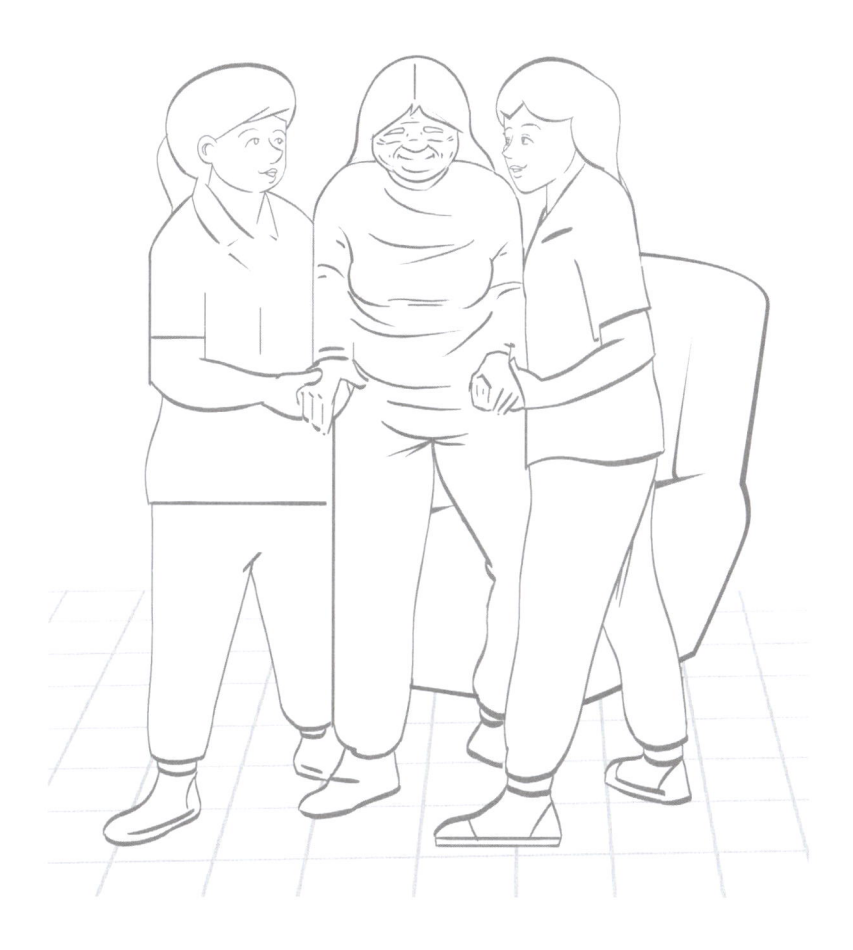

TRANSFERÊNCIA DA CAMA PARA A CADEIRA DE RODAS/POLTRONA

Mantenha a cadeira de rodas travada, retire, se possível, os braços e o apoio dos pés – se não for possível, somente levante-os. Deixe a cadeira virada de frente para você e posicionada no mesmo nível da cama, evitando deixar vãos, para facilitar o procedimento. Observe e auxilie se necessário.

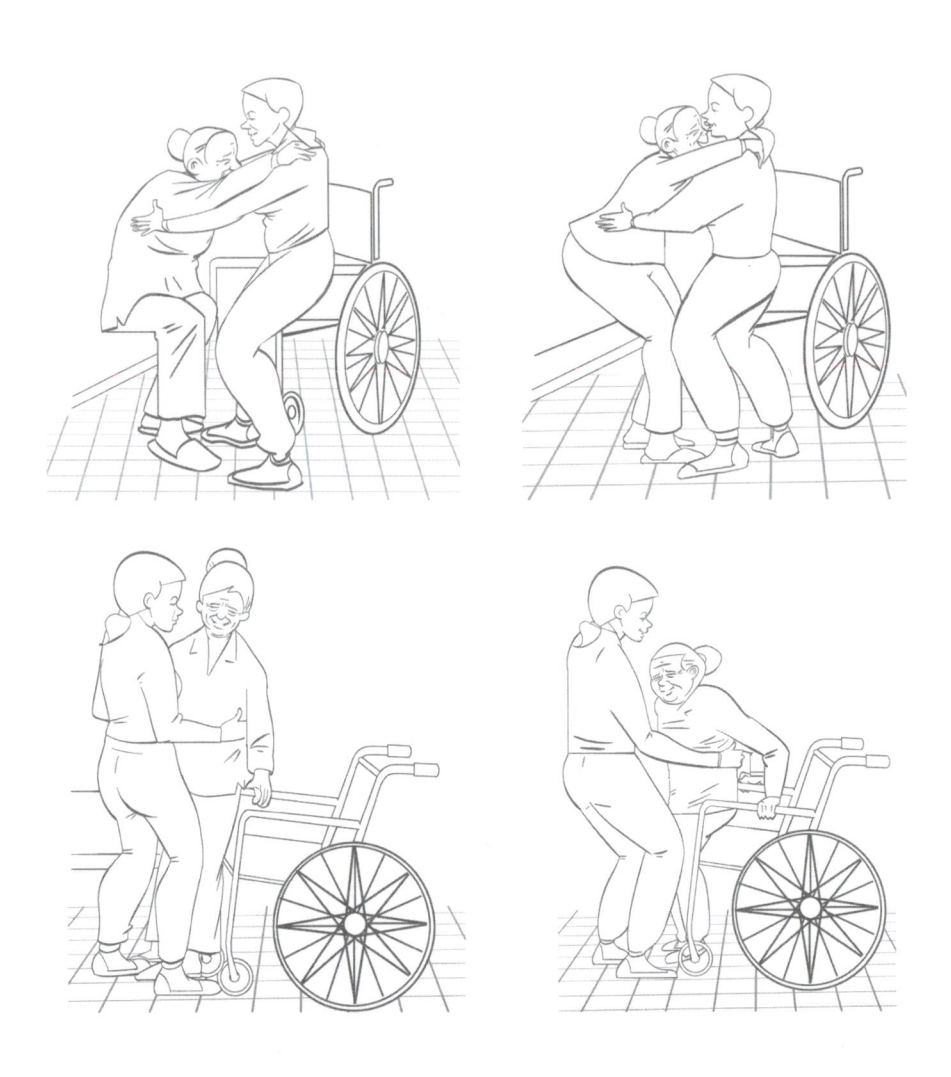

VEJA A POSTURA CORRETA DO CUIDADOR PARA NÃO SOBRECARREGAR A REGIÃO LOMBAR DURANTE A TRANSFERÊNCIA DO IDOSO.

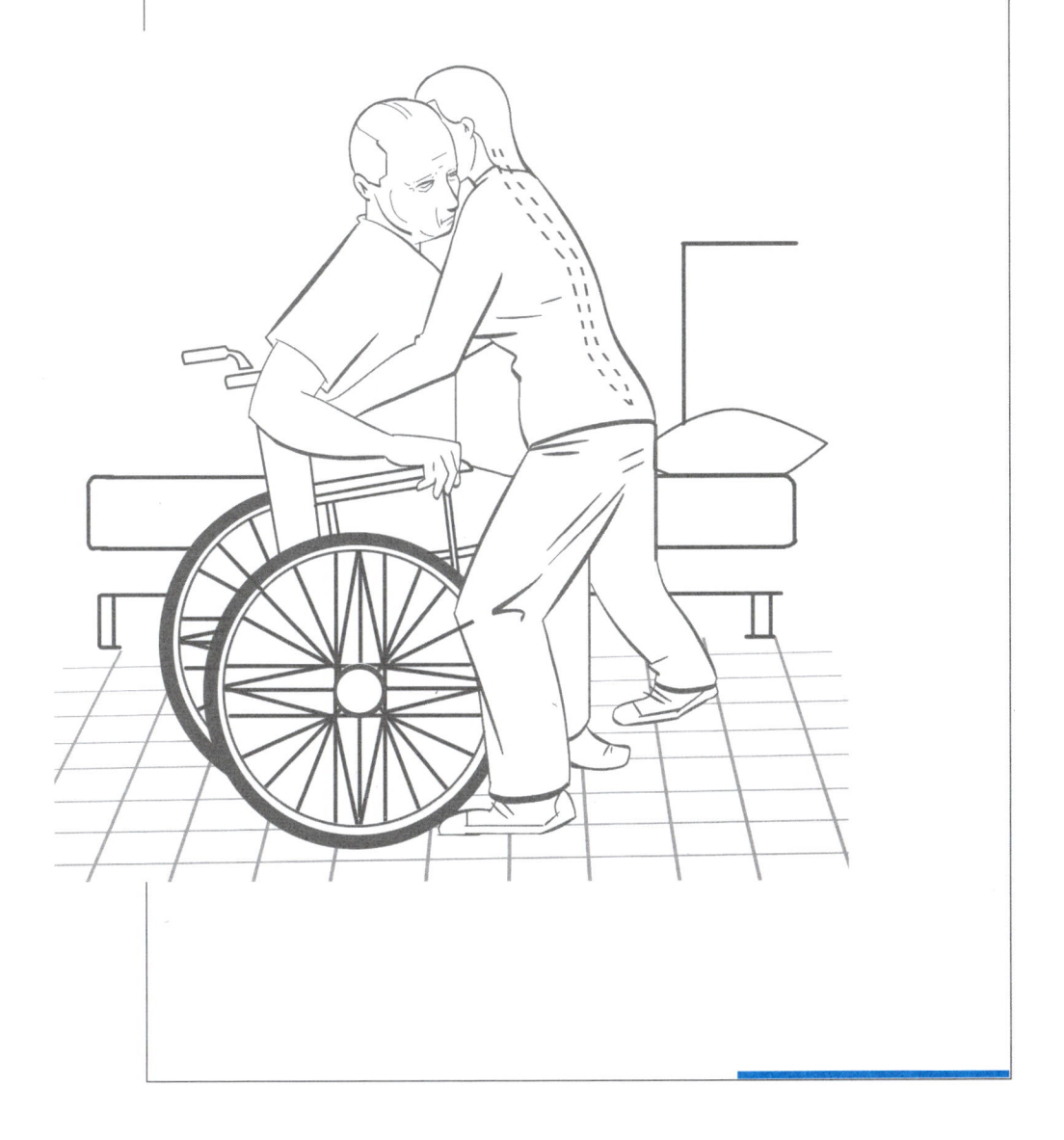

Conforme o *Guia prático do cuidador* (Brasil, 2008), recomenda-se adotar os procedimentos a seguir para a transferência do idoso da cama para a cadeira de rodas.

1. As travas de camas e cadeiras devem estar travadas, e as laterais dos pés das cadeiras de rodas devem estar levantadas.

2. Movimente as pernas do idoso para o lado, segurando-o com firmeza pelos ombros. Solicite a ele que se apoie firmemente nos braços e auxilie o giro do idoso da cama para fora.

3. Quando estiver sentado na cama, peça que apoie os pés no chão.

4. Fique na frente do idoso enquanto ele se acostuma a ficar sentado e a movimentar as pernas.

5. Calce os sapatos antiderrapantes, posicione o idoso à beira da cama, verifique se os pés estão apoiados totalmente no chão e se ele não apresenta tonturas ou mal-estar.

6. Se o idoso necessitar de auxílio para ficar de pé, posicione-se de forma que o joelho do idoso fique entre os seus joelhos. Com cuidado e sem pressa, posicione o idoso na beirada da cadeira e desça-o devagar, até acomodá-lo totalmente na cadeira.

7. Caso necessite de um ajudante para levantar o idoso, você e o seu ajudante devem flexionar os joelhos, de modo que fiquem com as pernas levemente dobradas. Esse cuidado evita forçar a coluna e gera maior segurança, criando um vínculo positivo entre o cuidador e o idoso.

Cuidados com a alimentação

*Traga-me um copo d'água, tenho sede
E essa sede pode me matar
Minha garganta pede um pouco d'água
E os meus olhos pedem o teu olhar*

(*TENHO SEDE*, DOMINGUINHOS)

Com o envelhecimento, ocorrem algumas alterações no organismo que podem levar a necessidades diferentes daquelas habituais. A presença de doenças, o uso de medicamentos ou problemas sociais e psicológicos podem agravar a desnutrição e doenças já existentes.

Há uma mudança na composição corporal, com diminuição da massa magra (músculo e osso), aumento da massa gordurosa, diminuição do metabolismo e tendência à inatividade física.

Ocorrem também alterações de visão, paladar, olfato, audição e tato. Dentições completas ou parciais podem dificultar a ingestão de alimentos. A dificuldade de mastigação, deglutição, digestão, diminuição dos recursos financeiros e dificuldade de locomoção levam os idosos a adquirirem hábitos alimentares menos saudáveis, mais fáceis e rápidos.

Para adotar hábitos mais saudáveis e promover maior integração entre cuidador e idoso, é essencial estabelecer rotinas, criar um ambiente agradável e tranquilo e respeitar o paladar, oferecendo alimentos com valor nutricional adequado a cada pessoa idosa, mesmo que apresente paladar comprometido. A seguir, algumas dicas para preservar a saúde nutricional da pessoa idosa.

- » O cuidado com a higiene do ambiente, com os utensílios, com o preparo e com quem auxilia na alimentação é de extrema importância.

- » Alho, cebola, cheiro-verde, manjericão, louro, alecrim, orégano, hortelã, noz-moscada e coentro podem ser incorporados à vontade na refeição, acrescentando sabor, aroma e textura aos alimentos, estimulando os sentidos.

- » As refeições devem ser de fácil digestão.

- » Incentive o idoso a se alimentar sozinho. Caso demore mais de 30 minutos, ajude-o ou estimule-o a voltar a mastigar e deglutir.

- Ofereça um pequeno volume de líquido para ajudar a deglutir o alimento, se ainda não tiver deglutido.
- Mantenha a altura correta do prato de forma que o idoso possa se alimentar sozinho.
- Coloque o idoso acamado na posição sentada, o mais ereto possível, com o apoio de almofadas e travesseiros.
- Nunca alimente o idoso estando deitado, semideitado ou de lado, e não ofereça água quando ele estiver deitado, sonolento ou engasgado.
- Se necessário, use líquidos com produtos que espessam e em pequenas porções, nos intervalos das refeições e durante todo o dia.
- Oriente o idoso a mastigar os alimentos várias vezes, lentamente.
- Verifique a temperatura dos alimentos.
- Evite alimentos sólidos e líquidos juntos.
- Em caso de engasgo, observe se ocorre falta de ar ou sufocamento – é para evitar esse risco que se deve oferecer pequenas quantidades de alimento e aguardar a deglutição, e preferencialmente utilizando talheres menores para ajudar nessa tarefa.
- Não tenha pressa.
- Evite que o idoso se deite logo após as refeições, deixando-o por algum tempo sentado, ou ande com ele após a refeição, para auxiliar na digestão.
- Se houver dificuldade na ingestão de alimentos sólidos, ofereça líquidos e alimentos pastosos, como legumes amassados, purês, mingau de aveia ou amido de milho e vitamina de frutas com cereais.
- Alimentos *diet* são aqueles que não contêm açúcares. Produtos *light* são aqueles que não têm ou contêm menos ingredientes nocivos à saúde, como a gordura. Mas deve-

mos estar atentos: alimentos *diet* não contêm açúcar, mas podem conter gorduras. Observe os rótulos antes de adquirir o produto.

» Os adoçantes artificiais podem ser utilizados, mas converse com a equipe de saúde responsável pelo idoso antes de usar produtos indicados informalmente.

» Tudo que se compra pronto tem quantidade maior de sódio, corantes e conservantes, como temperos prontos, alimentos enlatados e carnes salgadas.

» Mantenha a pessoa idosa hidratada oferecendo de 100 a 200 ml de água ou chás a cada duas horas. Diminua a ingestão de líquidos cerca de três horas antes de dormir.

» O uso de bicos adaptadores para copos, talheres adaptados e outros acessórios devem ser indicados por profissionais especializados.

» Depois de cada refeição, é importante fazer a higiene oral e retirar resíduos de alimentos que possam ter ficado na boca, para que não causem engasgo depois.

DIETAS

Existem variados tipos de dietas que podem ser oferecidos à pessoa idosa quando houver a necessidade e prescrição para o uso, sob supervisão de profissionais de saúde. Veja a seguir as características de algumas dessas dietas:

Dieta geral

Abrange alimentos de consistência normal, com todos os tipos de alimentos, sem restrições.

Dieta branda

Nessa dieta, os alimentos são macios, não há alimentos de consistência crocante ou dura. Essa dieta tem como objetivo facilitar a digestão, podendo ser cozida ou passar por processo de trituração.

Dieta pastosa

Os alimentos são liquidificados ou amassados e oferecidos em forma de purê, com o objetivo de facilitar o processo de mastigação e deglutição.

Dieta líquida engrossada

Os alimentos são líquidos e engrossados com espessantes especiais e devem ser utilizados com orientação do profissional de saúde, o que diminui possíveis engasgos.

Dieta líquida

Refeição em que os alimentos são líquidos.

ALIMENTAÇÃO POR SONDA (DIETA ENTERAL)

Consiste em ingerir alimentos sob a forma líquida por meio de uma sonda, que é colocada no nariz e vai até o estômago ou intestino. A dieta enteral pode ser prescrita complementando a alimentação pela boca, e pode ser preparada em casa ou industrializada.

As dietas caseiras podem ser feitas com alimentos cozidos, batidos no liquidificador e coados, mantendo cuidados rigorosos de higiene e de acondicionamento pós-preparo, e podem durar até doze horas após o preparo.

Já a dieta industrializada deve ser consumida em até 24 horas depois de ser aberta, e sua prescrição deve ser feita pela equipe de saúde.

De acordo com o *Guia prático do cuidador* (Brasil, 200), a alimentação por sonda é usada nas situações descritas a seguir:

>> Sempre que não for possível alimentar-se pela boca.

>> Quando o valor nutricional da alimentação recebida não for suficiente para manter a estabilidade do organismo do idoso.

>> Se existir a necessidade de aumentar a quantidade de calorias e o valor nutricional das refeições, mas não se pode aumentar o volume.

PROCEDIMENTOS E CUIDADOS NA ADMINISTRAÇÃO DA DIETA ENTERAL

>> A dieta não precisa ser aquecida, pode ser administrada em temperatura ambiente.

>> Pendure o frasco de alimentação enteral em um suporte posicionado no alto, acima do idoso, facilitando a descida do alimento, caso a pessoa esteja com a extensão (equipo de soro), que é conectada à sonda e ao frasco de alimentação, que já tem as conexões necessárias e seguras.

>> Se a dieta for administrada fazendo uso de seringa, injete a dieta na sonda lentamente, usando luvas, e siga rigorosamente as instruções da equipe de saúde e as normas de higiene e limpeza. Esses cuidados evitam problemas como diarreia, formação de gases e vômitos.

>> Jamais introduza nas sondas alimentos mais grossos, como mingau de aveia ou maisena. Todos os ingredientes da dieta devem ser processados no liquidificador, aten-

tando-se à higiene e limpeza, tanto no preparo como na administração da dieta.

>> A sonda fixa deve ser mantida externamente. Se a sonda se deslocar ou se tiver sido retirada acidentalmente, chame a equipe de saúde.

>> Fique atento à presença de possíveis alergias no idoso. Caso isso ocorra, a equipe de saúde precisa ser avisada.

>> Após a ingestão da dieta enteral, mantenha a pessoa idosa sentada por cerca de 30 minutos, evitando que qualquer resíduo retorne e vá para os pulmões, o que pode causar infecções.

>> Quando terminada a administração da dieta, injete lentamente água filtrada ou fervida na sonda, com o auxílio de uma seringa ou de um frasco, para limpar a sonda e evitar a obstrução por resíduos.

>> Em seguida, mantenha a sonda fechada e limpa.

GASTROSTOMIA (GTT)

A gastrostomia é bastante utilizada para atender ao mesmo objetivo da sonda enteral, que é o de nutrir e alimentar. A diferença está no local em que é inserido o cateter: na gastrostomia, o cateter é introduzido da parede abdominal até o estômago da pessoa, e é por esse canal que passa a alimentação.

Antes de administrar a dieta, é necessário realizar uma rigorosa higienização de todos os recursos utilizados para administrar a alimentação, incluindo a higiene dos equipamentos e das mãos do cuidador.

PROCEDIMENTOS E CUIDADOS NA GASTROSTOMIA

>> Se o alimento for industrializado, mantenha-o em refrigeração e retire-o 20 minutos antes de administrar. Ele já vem em um recipiente adequado, igual ao dos soros, que

devem ser conectados a equipos iguais aos que vemos nos hospitais.

» Limpe as áreas próximas da gastrostomia com água filtrada ou soro fisiológico, retirando as secreções, e seque com gaze.

» Lave a sonda com água filtrada, utilizando uma seringa de 20 ml.

» Antes de conectar a alimentação, teste a temperatura, que deve ser mais morna do que quente – a temperatura e o paladar não serão sentidos pelo idoso.

» Lentamente, injete a alimentação com a seringa, sempre usando luva para manusear os alimentos e a sonda.

» Mantenha o gotejamento lento, para evitar estímulos em excesso no intestino, o que pode levar à diarreia.

» A sonda também tem um balão que a retém no interior do estômago, que não deve ser manipulado sem a orientação da equipe de saúde.

» Após o término da alimentação, injete 30 ml de água filtrada para limpar a sonda e feche com o adaptador apropriado.

» Mantenha a sonda fixa ao abdome.

» Atente-se a qualquer problema relatado pela pessoa ou alterações no abdome e evacuação de emergência. A diarreia pode ser causada pela composição do alimento ou pela administração muito rápida da dieta. Essas ocorrências devem ser comunicadas à equipe de saúde.

» Observe o acúmulo de secreções, vermelhidão ou lesões ao redor.

» Medicamentos podem ser administrados pela sonda ou pelo cateter, mas nunca com a alimentação. Em casos de dúvida, sempre procure a ajuda da equipe de saúde.

HIDRATAÇÃO

É comum o idoso apresentar baixa ingestão de água, seja por esquecimento, por não conseguir pedir, por medo de apresentar perda de urina, por medo de não conseguir chegar a tempo ao banheiro, etc., o que pode levá-lo a uma desidratação.

Esse quadro de desidratação pode ser frequente, gerando confusão mental e outras doenças.

Para que isso não ocorra, o cuidador deve oferecer e incentivar o consumo de líquidos a cada duas horas, em pequenos volumes – e não somente durante as refeições. Assim, o idoso fica hidratado e evita-se a urgência em urinar.

Administração
de medicamentos

Me cansei de lero-lero
Dá licença, mas eu vou sair do sério
Quero mais saúde
Me cansei de escutar opiniões
De como ter um mundo melhor
[...]
Eu sei que agora eu vou é cuidar mais de mim

(SAÚDE, RITA LEE)

Medicamento ou remédio, como é mais conhecido pela população, é uma substância química que atua no organismo, prevenindo ou combatendo doenças, controlando efeitos nocivos à saúde das pessoas.

Ao ser medicado, é fundamental que o idoso seja informado sobre o procedimento que será realizado, sendo preferível que receba a medicação quando estiver sentado – caso esteja acamado, deve ser colocado em decúbito elevado. Medicamentos via oral devem ser ministrados com pelo menos meio copo (100 ml) de água, para facilitar a ingestão – exceto se houver alguma restrição quanto ao consumo de líquidos, sendo necessário então consultar um médico para saber a quantidade de água adequada.

Cabe ao cuidador elaborar um relatório diário de todos os medicamentos que o idoso consome, considerando aqueles prescritos pelo médico e os que são utilizados sem receita. Conforme o *Manual dos cuidadores de pessoas idosas* (Duarte, 2009), é preciso anotar:

- » o nome de cada medicamento;
- » o nome do médico que o receitou;
- » a dose prescrita;
- » o horário em que o idoso deve tomá-lo;
- » como deve ser tomado (ex.: com um copo de água, suco, chá).

Esse relatório deve ser compartilhado com os familiares, colocado em um local de fácil acesso e estar sempre disponível para consulta.

É importante que o cuidador de idosos ou o próprio idoso tenha noção dos efeitos colaterais que uma medicação pode trazer, conversando previamente com o médico, para que seja possível pensar no cuidado mais adequado. Por exemplo, tomar um diurético antes de dormir pode levar o idoso a levantar-se várias vezes à noite para urinar, aumentando o risco de quedas e distúrbios com o sono.

O cuidador deve ser rigorosamente orientado a jamais aumentar ou diminuir as doses sem orientação ou conhecimento do médico. Algumas reações adversas ou efeitos colaterais podem ocorrer; se isso acontecer, o médico deve ser comunicado e só ele poderá suspender, diminuir, aumentar a dose ou substituir a medicação. Os fitoterápicos ou aqueles medicamentos vendidos na farmácia sem receita também podem causar sérios danos ao organismo – as ervas, por exemplo, apresentam toxicidade ao fígado e aos rins se forem usadas em doses inadequadas. Devemos sempre nos lembrar de que o organismo envelhecido tem características próprias e que não respondem como um organismo mais jovem, então os efeitos causados podem ser desastrosos para a pessoa idosa.

Por conta disso, todas as formas sólidas devem ser ministradas com cuidado, tendo em vista que o idoso pode engasgar ou aspirar, fazendo com que líquidos ou pedaços da medicação entrem na traqueia e cheguem aos pulmões, causando inflamações e outros problemas respiratórios graves. As pastilhas também não podem ser maceradas, pois suas partes (parecidas com pequenos cristais) podem provocar lesões na boca do idoso, por aderência na mucosa oral.

A dificuldade de leitura dos rótulos dos medicamentos e a diminuição da acuidade auditiva podem prejudicar o idoso a seguir as orientações realizadas pela equipe médica durante a consulta; as limitações e as dificuldades de manipulação das embalagens e dos frascos conta-gotas também podem levar a erros de contagem e ao consumo de medicações na dosagem errada. O cuidador deve estar preparado para enfrentar essas situações, devendo anotar durante as consultas tudo o que foi orientado pelo médico ou pela equipe de saúde, tendo consciência de suas limitações profissionais.

Caso haja alguma necessidade de reduzir custos, consulte sempre o médico – nunca substitua por conta própria os remédios prescritos nem ofereça medicamentos para dores nas costas, dor de cabeça e temperatura elevada sem orientação médica.

No caso das medicações manipuladas, observe a procedência da farmácia, notando se existe na embalagem ou no frasco o nome do farmacêutico responsável, o número do conselho profissional, a fórmula, a dose e o período de validade. Nunca aceite uma fórmula farmacêutica diferente da que foi prescrita; na dúvida, não ministre a medicação sem antes perguntar ao médico.

TIPOS DE MEDICAÇÃO

Hoje temos à disposição no mercado medicações de diferentes formatos, atendendo a várias necessidades, como veremos a seguir.

SOLUÇÃO	JÁ VEM PRONTA PARA USO
AEROSSOL	É O MEDICAMENTO ACONDICIONADO EM RECIPIENTE PRESSURIZADO.
SUSPENSÃO	ANTES DE ADMINISTRADA, DEVE SER AGITADA PARA QUE OCORRA A MISTURA DO PÓ E DO LÍQUIDO.
XAROPE	POR CONTER AÇÚCAR, DEVE SER USADO POR PACIENTES DIABÉTICOS APENAS COM PRESCRIÇÃO MÉDICA.
COMPRIMIDO	FEITO EM PÓ E MISTURADO NA FABRICAÇÃO, O QUE FACILITA A DIVISÃO DO COMPRIMIDO QUANDO A DOSE PRESCRITA É MENOR DO QUE A APRESENTADA PELO MEDICAMENTO. PODE SER AMASSADO.
CÁPSULA	O MEDICAMENTO, EM PÓ, ÓLEO OU LÍQUIDO, ENCONTRA-SE NO INTERIOR DE UMA CÁPSULA. O IDEAL É EVITAR A SUA ABERTURA.
DRÁGEA	O MEDICAMENTO APRESENTA UMA CAPA DE REVESTIMENTO COLORIDA. UM DOS OBJETIVOS DESSA CAPA É PROTEGER O MEDICAMENTO DA AÇÃO DO SUCO GÁSTRICO PRESENTE NO ESTÔMAGO. AS DRÁGEAS NÃO DEVEM SER AMASSADAS NEM CORTADAS.
PASTILHA	O MEDICAMENTO É MISTURADO COM O AÇÚCAR EM PARTES IGUAIS. NÃO É POSSÍVEL MACERAR UMA PASTILHA.

RECOMENDAÇÕES GERAIS

- Remédios não devem ser guardados no armário da cozinha ou do banheiro. Eles devem ser mantidos em locais arejados, longe de luz solar, calor, umidade e frio.

- Administram-se primeiramente os comprimidos ou cápsulas; em seguida, os líquidos e, por último, o comprimido sublingual.

- Se possível não retire o medicamento da embalagem original, mesmo depois de aberto (assim é possível verificar o prazo de validade e o lote, sem misturar com outros).

- Jogue fora os medicamentos cujo prazo de validade esteja vencido.

- Conserve os medicamentos fora do alcance de crianças e de pessoas que tenham comprometimento cognitivo ou mental.

- Oriente o idoso e sua família a não interromper a medicação. Caso haja efeitos indesejáveis, estimule-os a procurar a equipe de saúde ou o médico responsável para uma orientação.

- Observe e converse com o médico sobre o melhor horário para o idoso receber as medicações. Se, por exemplo, ele estiver com náuseas, veja se é possível ministrar o remédio 30 a 60 minutos antes das refeições principais, ou o diurético durante o dia e até no máximo às 16 horas, para evitar que ele tenha de levantar durante a noite para urinar.

- Evite ministrar o medicamento sem iluminação adequada, mesmo que tenha experiência e já tenha feito isso várias vezes.

- Procure não ministrar muitos medicamentos macerados pela sonda enteral, pois podem entupi-la.

- Caso observe a ocorrência de sintomas diferentes do que o idoso já estava apresentando – como coceira, náusea, vômito, palpitação, inchaço, falta de apetite, dificuldade de engolir, desidratação, sangramentos, hematomas, quedas, alteração nas eliminações –, avise imediatamente a equipe de saúde ou os familiares.

- » Fique atento para não deixar que o idoso pratique automedicação.

- » Evite misturar álcool e medicamento.

- » Caso tenha alguma dúvida, não deixe de perguntar ao médico ou aos familiares qual o nome do medicamento, para que serve, como e quando tomar, se deve ser ministrado com água ou leite e por quanto tempo o paciente deve utilizar.

- » Mantenha um quadro, caderno ou uma folha com todos os horários, nomes, dosagem correta de cada medicação, de maneira clara e em local visível. Dessa forma, caso outra pessoa ou o próprio idoso queira verificar o procedimento correto, ministrar o remédio ou quando for ao médico, terá fácil acesso a essas informações.

- » O cuidador poderá manter as medicações em caixas, marcando os horários em que cada uma deve ser ministrada, preferencialmente na embalagem original.

- » Em caso de dúvida, se os medicamentos forem parecidos, não ministre-os, principalmente se não estiverem em sua. embalagem original e tenham sido preparados por outras pessoas.

LEMBRE-SE: A RESPONSABILIDADE É SEMPRE DE QUEM ADMINISTRA O MEDICAMENTO.

ADESÃO AO TRATAMENTO
MEDICAMENTOSO

Os fatores que levam à não adesão ao tratamento medicamentoso são variados: dificuldade de deglutição, tamanho e sabor da medicação, entre outros. Cada situação do idoso pode ser uma surpresa para os profissionais da saúde.

O comprometimento na absorção e no metabolismo do organismo do idoso pode prejudicar o tratamento ou gerar efeitos colaterais.

Em muitos casos, observamos que a não adesão ao medicamento se dá em razão de o idoso não querer mais viver, acreditando que se não tomar a medicação morrerá. Outra grande dificuldade para os idosos aderirem ao tratamento medicamentoso é a insuficiência financeira: entre comprar uma bebida ou uma medicação, muitos optam pela bebida.

Outros fatores que podemos observar são o esquecimento e a falta de alguém que controle as medicações. Essa ausência e, em muitos casos, a automedicação, por não acreditar que a regularidade na ingestão dos medicamentos ou que aquela medicação específica poderá melhorar os sintomas, também provocam a não adesão ao tratamento.

Muitas vezes é difícil concluir o que não está dando certo no processo, principalmente quando os idosos moram sozinhos. Cabe então aos profissionais de saúde e às pessoas mais próximas, se for o caso, fazerem a contagem ou o controle dos medicamentos que há em casa, usar despertadores, alarmes, cartazes ou fazer anotações visíveis quanto a horários, dosagens e vias para receber a medicação ou outros meios aos quais o idoso se adeque. Esse é um trabalho lento e contínuo de conscientização para a adesão.

VACINAÇÃO E A PESSOA IDOSA

INFLUENZA, PNEUMONIA PNEUMOCÓCICA E TÉTANO-DIFTERIA SÃO AS VACINAS PRECONIZADAS PELA ORGANIZAÇÃO MUNDIAL DA SAÚDE (OMS), MAS, DEPENDENDO DAS ALTERAÇÕES DE CADA IDOSO, DO PAÍS, DO ESTADO, DA CIDADE OU DO LOCAL ONDE ESTÁ, ESTARÁ OU RESIDE, A PESSOA IDOSA PODERÁ TER DE TOMAR OUTRAS VACINAS, SEMPRE COM ORIENTAÇÃO MÉDICA.

Quedas

Reconhece a queda
E não desanima
Levanta, sacode a poeira
E dá a volta por cima

(VOLTA POR CIMA, PAULO VANZOLINI)

A queda para as pessoas idosas é mais prejudicial por ocasionar lesões que levam a limitações físicas e ao agravamento de doenças já existentes, provocando fraturas, traumatismos cranianos, etc. Em muitos casos, os idosos podem permanecer internados por dias ou terem de se submeter a cirurgias.

A reabilitação, por vezes, é demorada e podem ocorrer complicações infecciosas em decorrência de algumas lesões. A pessoa que sofre a queda pode ficar por semanas ou meses com medo de sair de casa ou de sofrer outra queda, o que leva à diminuição da sociabilização e ao impedimento de realizar suas atividades diárias, sobrecarregando o cuidador.

Com o tempo, podem aumentar as limitações físicas e a diminuição do tônus muscular, aumentando a probabilidade de ocorrerem outras quedas.

PRINCIPAIS FATORES
DE RISCO

DESEQUILÍBRIO, FRAQUEZA MUSCULAR E INATIVIDADE

Com a velhice, ocorrem a perda de força e do equilíbrio. A fraqueza muscular pode tornar os ossos mais frágeis, propiciando quedas e lesões, traumas e fraturas.

Manter-se ativo é uma das melhores formas de conquistar uma vida mais saudável e um corpo mais firme. Para tanto, não é necessário fazer corridas ou atletismo. Atividades mais leves, como caminhadas, alongamentos, sentar e levantar da cadeira sem auxílio, subir e descer escadas, fazer massagens nos pés, natação, dança, entre outras, ajudam a manter o corpo em movimento.

PROBLEMAS VISUAIS

A acuidade visual torna-se prejudicada com o passar dos anos, e é comum a dificuldade para focar e enxergar obstáculos, ou saber onde exatamente estão e desviar-se deles, assim como ler um livro ou ver o nome do ônibus no letreiro.

Um oftalmologista deve ser consultado anualmente ou, se for o caso, semestralmente, para avaliar a acuidade visual dos idosos e a necessidade de que passem a usar óculos ou lentes de contato – caso já façam uso de óculos ou lentes, a visita ao oftalmologista serve para que ele verifique se é preciso corrigir o grau das lentes.

De todas as formas, manter iluminação adequada em casa, principalmente à noite, especialmente no caminho para o banheiro e para a cozinha, é recomendável para evitar quedas.

ALTERAÇÕES NOS PÉS

Os pés são fundamentais para o nosso equilíbrio. Por isso, a perda da sensibilidade ou pequenas deformidades, como joanetes, unhas encravadas, calos ou mesmo pés doloridos ou uma unha comprida, podem comprometer o caminhar e o modo como pisamos e descarregamos o peso do corpo nos pés, aumentando assim o risco de queda.

Qualquer infecção em idosos portadores de doenças crônicas pode gerar risco de amputação, prejudicando ainda mais o equilíbrio.

Assim, são necessários os seguintes cuidados com os pés:

- » lavar bem entre os dedos do pé e secar bem;
- » hidratar os pés, evitando o acúmulo de cremes;
- » se possível, levar o idoso somente ao podólogo, especialista em pés, para cortar e manter as unhas e os pés sem risco de infecções ou lesões;

» dar preferência ao uso diário de meias de algodão, utilizando-as do lado avesso, para que a costura não fira os pés;

» no frio, manter os pés aquecidos, e, em temperaturas mais quentes, deixá-los arejados;

» escolher os calçados que se encaixem por completo nos pés. Chinelos e sandálias sem tiras de segurança podem trazer futuros problemas, propiciando quedas. Usar, de preferência, calçados fechados, que não causem lesões por estarem apertados ou desconfortáveis, mas que mantenham os pés firmes.

CHINELOS DE DEDO E MEIAS:
COMBINAÇÃO PERFEITA PARA QUEDAS!

DOENÇAS CRÔNICAS

Podem aumentar o risco de queda e, consequentemente, de fraturas, o que leva muitos idosos a cirurgias, internações e óbito, em razão de infecções, complicações pós-cirúrgicas e imobilidade.

As doenças crônicas mais comuns que podem levar a quedas são a osteoporose (enfraquecimento dos ossos), a depressão ou ansiedade (os idosos adotam uma postura de introspecção, tendendo a ficar mais curvos e desatentos), a dificuldade de memória (menor percepção dos riscos de queda), mal de Parkinson (falta de controle dos movimentos) e dores nos joelhos e quadril (prejudicam a mobilidade e podem desestabilizar).

MEDICAMENTOS

Alguns medicamentos podem causar distúrbios de visão e audição, provocando tonturas ou alterações de visão – qualquer suspeita de alteração quanto ao equilíbrio do idoso, após iniciar uma medicação, deve ser relatada aos profissionais de saúde.

Se um idoso independente, que dirige e tem suas atividades preservadas, sofre alguma alteração de equilíbrio após ser medicado, é preciso procurar um médico para verificar quais medicações foram introduzidas ou alteradas.

Nesse contexto, é importante considerar sempre o que foi prescrito pela equipe médica, atentar-se aos horários das medicações e não permitir que o idoso se automedique. Quando se toma medicamentos de forma inapropriada, podem surgir, como efeitos colaterais, o sono, a baixa atenção, a fraqueza, a tontura, a arritmia ou variações de pressão e do nível de açúcar no sangue.

É importante saber também que há medicamentos que, de fato, trazem como efeito colateral a falta de equilíbrio. Consumir três ou mais desses medicamentos pode gerar risco de queda, por isso a equipe médica deve estar sempre ciente quanto aos remédios que os idosos estão utilizando em sua rotina diária, bem como suas respectivas dosagens.

AMBIENTE

SEGURANÇA EM CASA

A casa onde residem idosos deve ser um local seguro, que atenda às condições necessárias de segurança, para evitar acidentes.

Dessa forma, adaptações na casa devem ser feitas com a presença do idoso, mantendo ao máximo as características do local ao qual ele está acostumado, mas considerando algumas recomendações, para que não haja risco de queda ou qualquer outro imprevisto, que serão listadas a seguir:

» Mantenha uma iluminação adequada, desde que não incomode o idoso, e que garanta luminosidade suficiente para que o cuidador consiga prestar os cuidados necessários.

» Dê preferência ao piso antiderrapante ou sem tapetes, capachos, tacos e fios soltos – ou use tapetes emborrachados –, para facilitar a limpeza e a circulação.

» Privilegie a circulação do cuidador e da pessoa cuidada, principalmente se o idoso usar dispositivos para auxílio de marcha ou cadeiras de rodas.

» Assegure-se de que haja locais de onde se possa visualizar quem chega à residência, caso o idoso more sozinho.

» Mantenha somente o necessário nos locais por onde os idosos costumam transitar ou dormir, mas respeitando o seu gosto pelos objetos e móveis.

» Utilize utensílios e móveis – como cadeiras, camas e poltronas – de boa qualidade, a fim de evitar algum risco de quebrar, provocando quedas ou traumas.

» Forre cadeiras e poltronas com plástico, evitando danos caso ocorra incontinência urinária ou fecal.

BANHEIROS

» Mantenha, se for possível, barras de apoio na parede do chuveiro e ao lado do vaso sanitário, para facilitar na hora do banho e no uso do vaso, garantindo mais segurança.

» Oriente o idoso a sentar-se e levantar-se do vaso sanitário sem se apoiar em toalhas penduradas, pias e cortinas.

» Peça ao idoso para que não tranque a porta. Caso tome banho sozinho, é necessário explicar que se houver alguma intercorrência alguém terá como ajudá-lo, tornando mais fácil a assistência.

» Indique o uso de vasos sanitários mais altos do que o comum, pois auxiliam o idoso a sentar-se e levantar-se.

» Oriente o idoso a tomar banho de chuveiro sentado em uma cadeira, com apoio lateral.

» Instale torneiras em forma de alavancas, que são mais acessíveis para pessoas idosas com limitações de movimento das mãos.

» Use tapetes antiderrapantes (emborrachados) em frente ao vaso sanitário, próximos à cama, no chuveiro e embaixo da cadeira do idoso.

QUARTOS E SALAS

» Sofás e cadeiras devem ter apoio de braços, altura que mantenha os pés apoiados no chão com encostos firmes, e não devem ter rodinhas.

» Orientar sempre para que os idosos se sentem encostando-se no fundo do assento e não na beirada da cadeira ou do sofá.

» Os sofás devem ser firmes, evitando que a poltrona afunde quando o idoso se sentar, pois isso aumenta a dificuldade para se levantar, o que pode causar acidentes.

» As camas devem ter alturas compatíveis com a dos idosos; ao se levantarem, eles devem conseguir apoiar os pés com firmeza e segurança.

» Usar colchões firmes e orientar para que se mantenha observação constante. Caso perceba que o colchão ficou marcado com as formas do corpo ou note afundamentos no colchão, é necessário trocá-lo ou fazer um rodízio de colchões (se existirem outros na casa que possam ser trocados), mantendo a densidade apropriada ao peso do idoso.

- As mesas de trabalhos devem manter uma altura compatível com a dos idosos, com cantos arredondados, estrutura firme e de fácil acesso para todos os tipos de cadeiras.
- Mantenha a iluminação de cabeceira e uma luz no corredor sempre acessa.
- Retire fios soltos por toda a circulação.
- Os objetos de uso pessoal devem estar próximos ao idoso e dispostos em uma altura que facilite o manuseio, de modo que ele não precise se abaixar nem se levantar para apanhá-los.
- As escadas devem ter corrimão dos dois lados, faixa ou piso antiderrapante, além de serem bem iluminadas.
- Degraus, por menores que sejam, não são recomendáveis nas casas onde residam idosos. Desníveis nos pisos são uma das maiores causas de quedas dentro de casa.
- Encoste a cama na parede ou coloque barras de proteção.
- Oriente o idoso a manter a luz acesa no caminho para o banheiro ou no corredor, caso ele insista em deambular sem auxílio pela casa.

Mesmo que os idosos insistam em dizer que estão acostumados, pode acontecer que, pelo excesso de confiança de conhecer a própria casa, deixem de prestar atenção ou observar os perigos que se escondem por trás daquele inofensivo degrau ou tapete.

COZINHA

Caso a pessoa idosa apresente tremores ou desequilíbrios posturais, mantenha os objetos emborrachados, evitando que escorreguem de suas mãos, assim como é preciso preservá-la de líquidos quentes, a fim de evitar acidentes, como queimaduras – esses cuidados proporcionarão mais segurança ao idoso e menos dificuldade para se alimentar adequadamente. Oriente ou mantenha objetos de usos diário em armários ou gavetas de fácil alcance ou em alturas compatíveis com os idosos, evitando subir em escadas ou bancos.

Estimule os idosos a se sentarem quando estiverem preparando os alimentos, bem como incentive o preparo de um alimento por vez, prevenindo possíveis queimaduras ou outros acidentes.

Os idosos podem resistir às mudanças, em especial os que mantêm autonomia e independência para desempenhar as atividades básicas ou instrumentais da vida diária. Se as mudanças forem impostas, eles podem apresentar dificuldade de adaptação e tristeza, podendo deixar de fazer suas atividades diárias. Nesses casos, devemos orientar aos poucos os idosos enquanto iniciamos as mudanças necessárias, mantendo a privacidade e os desejos deles tanto quanto for possível – lembre-se sempre de que tudo que envolva o cuidar com cuidado deve ser personalizado.

CONDIÇÕES INSEGURAS EM VIAS PÚBLICAS

Outro tipo de descaso em relação ao idoso se dá nos espaços públicos, com a má conservação das vias de acesso, muitas vezes esburacadas, gerando dificuldade para as pessoas se locomoverem e podendo ocasionar quedas. Na rua, as calçadas e as travessias são feitas e pensadas para os jovens, não para os idosos. As calçadas brasileiras são um desafio constante à vida, à sociabilização de quem precisa continuar a viver e manter suas atividades básicas e instrumentais.

Deve-se orientar os idosos para que fiquem atentos e tenham cuidado ao transitarem pelas calçadas, ou, então, acompanhá-los.

Idosos que vivem sozinhos podem apresentar...

>> MAIOR ÍNDICE DE QUEDAS E ACIDENTES;

>> FALTA DE CUIDADO CONSIGO;

>> DEPRESSÃO;

>> FALTA OU REDUÇÃO DE SOCIABILIZAÇÃO, QUE PODE GERAR COMPROMETIMENTOS, ESQUECIMENTOS, GANHO OU PERDA DE PESO PELA ALIMENTAÇÃO INCORRETA, DESINTERESSE PELO CUIDADO DA CASA E DE OUTROS COMPROMISSOS SOCIAIS, COMO PAGAMENTO DE CONTAS, E ABANDONO DA MANUTENÇÃO DAS ATIVIDADES BÁSICAS E INSTRUMENTAIS DO DIA A DIA.

ESSES SÃO SINAIS DE QUE ALGO PODE ESTAR ERRADO, DEMANDANDO MAIS CUIDADO DOS FAMILIARES, VIZINHOS E FREQUENTADORES DA CASA. COMUNIQUE ESSAS OCORRÊNCIAS A PROFISSIONAIS DE SAÚDE, PARA QUE POSSAM AVALIAR O CASO E PROPOR MELHORIAS PARA O AMBIENTE E PARA A SAÚDE DO IDOSO.

Todos os sinais de mudanças de hábito repentinas podem levar a acidentes domésticos e por isso devem ser observados, sem alarde, mas sem negligenciar o risco em potencial à vida dos idosos.

Deve-se incentivar a autonomia e independência dos idosos, mesmo que apresentem dificuldades físicas ou psicológicas. É possível orientá-los e encaminhá-los, e conversar com profissionais da saúde para que auxiliem na superação de dificuldades momentâneas, evitando a sobrecarga de familiares e dos próprios idosos.

Comportamentos que devem ser evitados pelos idosos

» SUBIR EM BANCOS, CADEIRAS, ESCADAS OU NO TELHADO DA CASA.

» ANDAR DE FORMA DESATENTA E POR CALÇADAS ESBURACADAS.

» IR AO BANHEIRO À NOITE SOZINHOS.

» DEIXAR LUZES APAGADAS DURANTE A NOITE OU ANDAR NO ESCURO.

» NÃO PEDIR AJUDA QUANDO NECESSITA.

» ANDAR POR LOCAIS COM PISO MOLHADO.

» NÃO SE SENTAR PARA VESTIR AS CALÇAS, MEIAS E SAPATOS.

» ANDAR DE MEIA PELA CASA.

» TOMAR MEDICAÇÕES SEM ORIENTAÇÃO DO MÉDICO.

» ALIMENTAR-SE DE FORMA INADEQUADA (PASSAR MUITO TEMPO SEM COMER).

» USAR CALÇADOS COM SALTO ALTO OU COM SOLADO LISO.

» VESTIR ROUPAS MUITO COMPRIDAS, QUE ARRASTEM NO CHÃO.

» USAR TAMANCOS E CHINELOS DE DEDO, POIS NÃO PRENDEM E SAEM FACILMENTE DOS PÉS.

» NÃO USAR CALÇADOS COM SOLADO ANTIDERRAPANTE.

» DEIXAR O ANIMAL DE ESTIMAÇÃO SOLTO EM CASA, PRINCIPALMENTE ENQUANTO ESTIVER REALIZANDO AS TAREFAS DIÁRIAS.

» CARREGAR MUITOS OBJETOS, SACOLAS, GUARDA-CHUVAS OU BOLSAS AO MESMO TEMPO, POIS DIFICULTAM A VISÃO E COMPROMETEM O EQUILÍBRIO.

Cabe ao cuidador orientar e esclarecer idosos ativos sobre as razões pelas quais não devem adotar uma ou outra atitude. Muitas vezes, eles não percebem os limites de seu próprio corpo: ainda que sua mente tenha muita agilidade, o corpo nem sempre responde como deveria, o que pode gerar desequilíbrio, queda ou acidentes graves!

CONSEQUÊNCIAS
MAIS COMUNS

Fraturas, principalmente no fêmur, costela, coluna, bacia e braço, são comuns em casos de queda.

É importante que, após a ocorrência, não se mexa na vítima, mantendo-a imobilizada até a chegada de socorro. Se o idoso bater a cabeça é recomendável procurar um serviço de urgência, para verificar se não houve outras lesões não aparentes e se é necessário realizar exames. Caso o idoso esteja sentindo muita dor, não consiga se movimentar ou haja alguma deformidade, acione rapidamente o serviço de emergência.

A equipe de saúde também deve avaliar o idoso e procurar identificar a causa da queda, para compreender os fatores que contribuíram para o acidente. Dessa forma, o cuidador e os familiares podem adotar medidas de prevenção, a fim de tornar o ambiente mais seguro para que outras quedas não se repitam.

Situações de emergência em casa

Mesmo quando tudo pede
Um pouco mais de calma
Até quando o corpo pede
Um pouco mais de alma
A vida não para

Enquanto o tempo
Acelera e pede pressa
Eu me recuso, faço hora
Vou na valsa
A vida é tão rara

(PACIÊNCIA, LENINE)

Existem situações em que é mais comum os idosos sofrerem algum tipo de queda, seja por sua saúde já estar um pouco debilitada, seja por seu próprio corpo que responde mais lentamente a movimentos simples. Por isso, é necessário que familiares, e até mesmo os próprios idosos, tenham o conhecimento necessário para saber o que fazer em casos de emergência.

Essas situações inesperadas são sempre preocupantes e demandam pronto atendimento, a fim de evitar complicações e limitações mais graves.

Qualquer alteração detectada no ambiente, no comportamento ou nos sinais apresentados pelo idoso deve ser comunicada ou encaminhada aos serviços de saúde ou serviço público de emergência.

Os acidentes mais comuns que podem acontecer onde o idoso mora são: queimadura, queda, engasgo e ferimentos em geral – em especial nos olhos –, podendo também sentir dores no peito. Quando são prestados os primeiros socorros de maneira adequada, é possível prevenir outras consequências.

CONVULSÃO

A convulsão provoca movimentos involuntários e a contração dos músculos do corpo, em decorrência da emissão descontrolada de ondas elétricas cerebrais, ocasionada por diferentes patologias. Não é contagiosa, mesmo que durante as crises de convulsão e por conta das contraturas a pessoa apresente salivação excessiva e incontinência urinária ou fecal.

Durante as crises, o idoso ficará inconsciente e, logo que a crise cessar, poderá apresentar sonolência ou acordar confusa. Por isso, mantenha outras pessoas afastadas, assegurando a privacidade da pessoa.

Durante o episódio de convulsão, mantenha a cabeça do idoso protegida de traumas: afaste objetos ou móveis, mas não tente segurar o corpo ou a cabeça, ou até mesmo colocar os dedos ou objetos dentro da boca, correndo o risco de quebrar ou sofrer mordedura pela contração vigorosa presente. Não deixe de procurar auxílio do serviço médico.

CRISE DE HIPOGLICEMIA
(DIABETES)

A diabetes é controlada por medicamentos e pelo uso de insulina injetável, que são avaliados e orientados pelo médico e por profissionais de saúde. Problema conceitual: em situações adversas, como infecções e estresse, a taxa de glicemia pode alcançar índices elevados!

Alguns fatores, como o uso irregular da insulina, a falta de controle glicêmico e a baixa adesão da dieta correta, podem levar à hipoglicemia, gerando quadros de sudorese, palidez, confusão mental, alterações de comportamento, desmaios e coma. Sinais de alerta devem ser observados o mais precocemente, para evitar esse quadro.

A prevenção da diabetes consiste sempre em manter rotinas nos horários das medicações, alimentação controlada e controle dos níveis de glicemia, evitando grandes períodos de jejum ou de sobrecarga alimentar em determinados períodos do dia.

As alterações do nível de glicemia são uma das complicações mais sérias e graves que a pessoa com diabetes pode enfrentar, não sendo possível prever quando pode ocorrer uma hipoglicemia (baixa de glicemia) ou uma hiperglicemia (alta de glicemia no sangue). Por isso, a pessoa diabética e seus cuidadores devem estar bem orientados para detectarem precocemente qualquer alteração.

DESIDRATAÇÃO

A desidratação é comum na pessoa idosa por diversos fatores, como já vimos. A perda de líquido por vômito ou diarreia pode levar a pessoa idosa a um quadro grave de desidratação.

A mudança de comportamento do idoso, apresentando cansaço e confusão mental, além de pele seca, palidez, hipotensão arterial e pouco volume urinário em 24 horas – o que pode ser observado, por exemplo, pelo volume urinário na troca de fraldas – são fatores que devem ser considerados e encaminhados ao serviço médico. A reposição de líquidos por via oral deve ser mantida constantemente, não somente em casos de suposta desidratação, mas como hábito diário.

DESMAIO

A perda temporária de consciência pode ser ocasionada por diversas causas, sem necessariamente estar associada a uma doença.

Observe se a pessoa apresenta lesões aparentes, sinais de queda e traumas na cabeça, se fez uso de medicações – e quais. Não tente movimentar a pessoa. Caso a encontre desmaiada, não tente acordar o idoso com movimentos bruscos e não estimule a inalação de produtos ou a ingestão de líquidos se o idoso estiver sonolento.

Quando a pessoa estiver totalmente consciente, conte a ela o que aconteceu e encaminhe-a ao serviço médico ou procure orientação dos profissionais de saúde.

DIARREIA

Diarreia são fezes líquidas e/ou aumento do número de evacuações diárias além do habitual, podendo ser ocasionada por medicamentos e reações alimentares, ou outras doenças associadas. Os idosos com diarreia podem facilmente desidratar, devendo procurar orientação médica assim que for constatada alguma alteração nas eliminações intestinais.

ENGASGO OU ASFIXIA

Trata-se da obstrução parcial ou total das vias aéreas do corpo. Há duas situações que caracterizam a asfixia:

- » aspiração de líquidos que não seguem o trajeto do estômago, e sim das vias que chegam aos pulmões;
- » aspiração de objetos ou partículas maiores de alimentos ou outros tipos de objetos que não conseguem seguir para a digestão e ficam parados nas vias aéreas, levando ao sufocamento e até a uma parada respiratória.

Caso ocorra alguma dessas situações, observe se há tosse vigorosa, impossibilidade de falar ou chorar e cianose (coloração azulada) dos lábios. Tente notar o que pode ter ocasionado e procure fazer com que a pessoa continue tossindo para que consiga expelir o que houver aspirado, mas não interfira, somente fique ao seu lado.

Se não melhorar e você estiver sozinho com o idoso, adote o procedimento a seguir:

- » Fique de pé atrás dele e abrace-o na altura do estômago.
- » Feche as duas mãos, uma sobre a outra, e comprima de baixo para cima vigorosa e rapidamente. Repita essa compressão até que o objeto seja eliminando – essa manobra é chamada de Heimlich.
- » Ao realizar a manobra, observe se o objeto foi expelido e repita o procedimento se for necessário.

> Caso consiga, coloque a pessoa sentada, espere para oferecer qualquer outro alimento ou líquido e certifique-se de que não existe outras obstruções. Se não conseguir, procure ajuda ou peça auxílio ao serviço de emergência.

PARADA CARDIORRESPIRATÓRIA

Ao se deparar com uma pessoa inconsciente, devemos tomar algumas medidas antes de iniciarmos quaisquer manobras de auxílio à vítima. As informações a seguir seguem as normativas da American Heart Association (AHA, 2016), referentes ao atendimento básico de uma parada cardiorrespiratória.

Se encontrar alguém nessas condições:

> verifique a segurança do local onde possa estar a vítima;

> veja se a pessoa está consciente: chame-a em voz alta e toque-a levemente, verificando se responde;

> peça a ajuda de mais pessoas;

> solicite que alguém ligue para o serviço de emergência;

> verifique os sinais vitais, como os batimentos cardíacos na região carotídea (entre a traqueia e o músculo do pescoço) e a respiração da vítima. Atenção: a verificação dos sinais vitais não deve passar de 10 segundos, pois todo o tempo perdido pode ser fatal.

Se a vítima não respira, mas apresenta pulso presente:

> desaperte e afrouxe a roupa;

> coloque a vítima com a cabeça e o corpo alinhados – se possível deixe a cabeça lateralizada–, mantendo-a protegida e aquecida, até a chegada da emergência;

- mantenha as vias aéreas abertas inclinando a cabeça e elevando o queixo, levando à abertura dos lábios;
- feche as narinas da vítima utilizando o polegar e o indicador;
- respire normalmente e coloque os lábios em torno da boca da vítima, mantendo firme para que não escape ar durante a manobra;
- administre 1 ventilação durante 1 segundo;
- observe a elevação do tórax.

Se depois de duas ventilações seguidas não houver respiração e os batimentos tornarem-se ausentes, inicie imediatamente a massagem cardíaca.

MASSAGEM CARDÍACA

Pode ser realizada da seguinte forma:

- fique de joelhos ao lado da pessoa;
- mantenha os braços retos, sem dobrar os cotovelos, com as mãos abertas e entrelaçadas uma em cima da outra. Utilize a palma da mão (região hipotenar) e o peso do corpo para realizar uma compressão forte e rápida, de maneira que perceba que houve o movimento do tórax para baixo, cerca de 5 cm da profundidade do tórax;
- comprima no centro do esterno (osso localizado no centro do tórax), dois dedos acima do apêndice xifoide (final do esterno), 100/120 vezes por minuto;
- observe o retorno do tórax após cada compressão;
- aguarde a chegada do socorro, mantendo a mesma frequência de compressões e ventilação – quando houver um ou dois socorristas, 30:2 (30 compreensões para duas ventilações);

» relate o ocorrido e os procedimentos adotados aos profissionais do serviço de emergência.

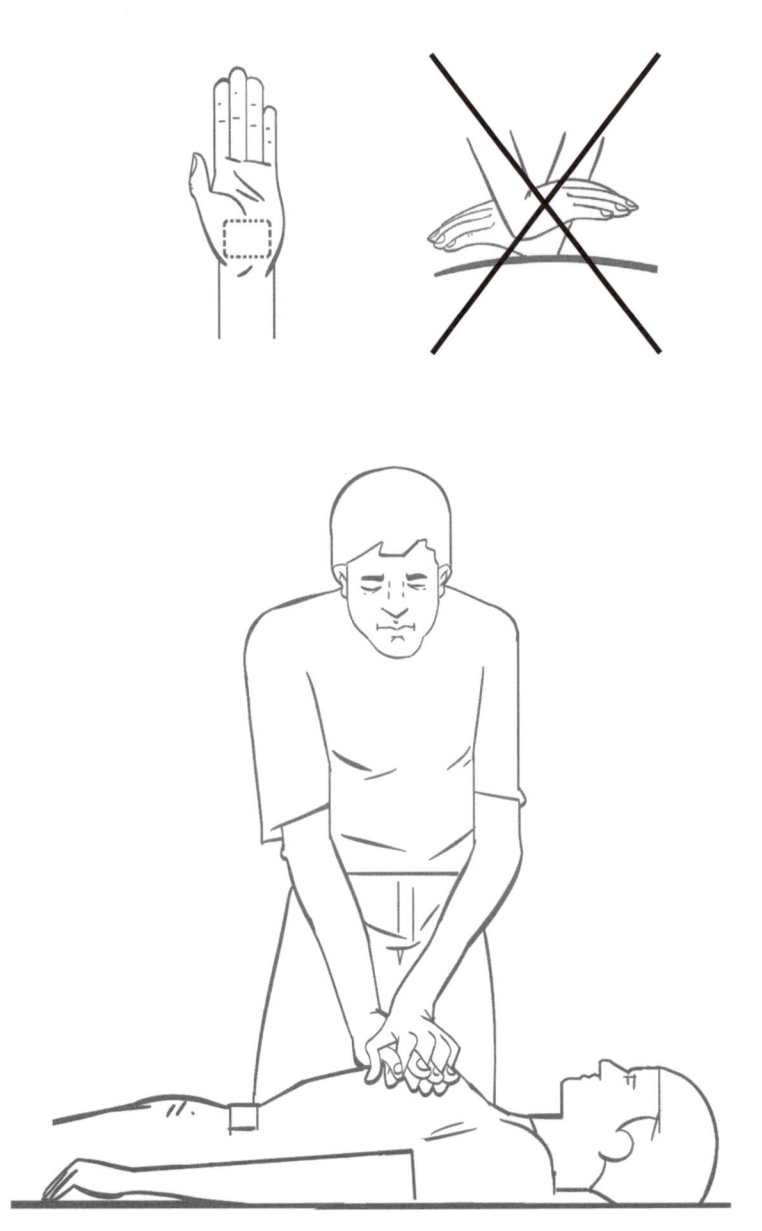

FIGURA 1 |
PROCEDIMENTOS QUE DEVEM SER ADOTADOS EM CASO DE PARADA CARDIORRESPIRATÓRIA.

QUEIMADURA

As queimaduras recebem diferentes tipos de classificação, conforme sua gravidade. Dessa forma, elas se classificam em:

QUEIMADURA DE PRIMEIRO GRAU (SUPERFICIAL)
- Ocorre por exposição ao sol ou outros fatores que sejam leves.
- Afeta somente a epiderme, sem formar bolhas.
- Provocam vermelhidão, dor, edema e descamação da pele por 4 a 6 dias.

QUEIMADURA DE SEGUNDO GRAU (SUPERFICIAL E PROFUNDA)
- Afeta a epiderme e a derme, com bolhas.
- A pele leva de 7 a 21 dias para se recuperar das lesões.

QUEIMADURA DE TERCEIRO GRAU (TOTAL)
- Indolor.
- Cria placa esbranquiçada ou enegrecida na pele.
- as lesões não reepitelizam, demandando enxerto de pele.

Se ocorrer um acidente de queimadura, primeiramente lave a parte que sofreu queimadura com água corrente fria – não gelada.

Mantenha o local coberto com tecido limpo, deixando a região queimada mais elevada do que o corpo, e procure um serviço médico.

RECOMENDAÇÕES

De acordo com o Ministério da Saúde (Brasil, 2012a), no tratamento de emergência de queimaduras, recomenda-se:

- » não colocar as mãos no local;
- » remover roupas, joias, anéis, *piercing* e próteses;
- » não utilizar gelo para aliviar a dor;
- » não arrancar pedaços de tecidos que estejam grudados;
- » não usar pastas, creme dental, óleos e gelo para aliviar a dor;
- » não cobrir a região com algodão;
- » não furar as bolhas que possam surgir.

SANGRAMENTO

O sangramento ocorre muitas vezes por causas aparentes, porém pode estar associado a doenças ainda não conhecidas.

Caso o ferimento com sangramento seja visível:

- » Mantenha a lesão coberta com um pano limpo e coloque gelo, envolvido por tecido, plástico ou uma luva, por cima do ferimento. Isso diminuirá o fluxo sanguíneo local, diminuindo o sangramento.
- » Faça compressa de gelo por cerca de 10 minutos e retire-a sem movimentar o local, para que não aumente de novo o sangramento.

Caso detecte-se que o sangramento é proveniente de órgãos internos, como sangramentos pelas fezes, urina, vaginal, nasal, tosse ou por vômito, a pessoa deve ser encaminhada o mais breve possível para o serviço médico.

VÔMITO

O vômito é uma reação corriqueira, que pode estar associada a diferentes doenças e até mesmo a diversificadas medicações. Com frequência, em um curto espaço de tempo, os vômitos levam à desidratação, tão perigosa ao idoso.

Em episódios de vômito, caso a pessoa esteja deitada, a cabeça deve ser mantida lateralizada, para evitar aspirações e complicações respiratórias.

Procure o serviço médico o mais rápido possível e não tente controlar os vômitos em casa, pois o idoso tende a ficar desidratado rapidamente, levando a outras complicações.

Qualidade de vida
no envelhecimento

O que será que me dá
Que me queima por dentro, será que me dá
Que me perturba o sono, será que me dá
Que todos os tremores me vêm agitar
Que todos os ardores me vêm atiçar
Que todos os suores me vêm encharcar
Que todos os meus nervos estão a rogar

(À FLOR DA PELE, CHICO BUARQUE DE HOLLANDA)

Segundo a Organização Mudial da Saúde, qualidade de vida é "a percepção do indivíduo de sua posição na vida no contexto da cultura e sistema de valores nos quais ele vive e em relação aos seus objetivos, expectativas, padrões e preocupações" (OMS, 1998).

Para ter uma boa qualidade de vida, alguns aspectos são comuns e universais, como a manutenção do bem-estar físico e psicológico, das relações sociais e de um bom ambiente para viver, o nível de independência e as crenças pessoais ou religiosidade.

De maneira geral, os principais fatores associados a uma boa qualidade de vida são os seguintes:

- saúde (ser uma pessoa saudável e ter acesso a serviços de saúde);
- família;
- amizades;
- bem-viver;
- respeito;
- solidariedade;
- lazer;
- segurança econômica;
- casa própria ou moradia digna.

Por outro lado, são fatores associados a uma má qualidade de vida:

- problemas de saúde;
- baixo poder aquisitivo;
- não ter família nem amizades;
- problemas familiares;
- dependências (em geral);

- falta de respeito, abandono, desprezo;
- solidão;
- dificuldade de relacionar-se;
- não se adaptar às perdas.

Para conseguir preservar uma boa qualidade de vida, recomenda-se:

- manter uma alimentação balanceada;
- aumentar a prática de atividade física, incorporando-a como um hábito;
- combater o sedentarismo;
- investimento emocional (sociabilização familiar e social);
- bom humor;
- aprendizagem contínua – cultivar a curiosidade, aprendendo algo novo;
- estimular a criatividade;
- manter objetivos de vida;
- ter tempo para o ócio e o lazer.

Qualidade de vida no envelhecimento é manter-se em constante mutação física, psíquica e social, sem tornar os anos a mais em um fardo a ser carregado com amarguras, culpas ou arrependimentos do que deixamos de viver pelas próprias escolhas.

Mas vale lembrar que as pessoas idosas não são necessariamente doentes ou têm limitações; assim, é preciso aprender a lidar com diferentes necessidades de cuidado.

Ora estaremos cuidando de idosos com leves a graves limitações, ora seremos acompanhantes das pessoas idosas em eventos sociais, viagens, ida ao teatro ou cinema – situações em que o idoso tem total autonomia e independência, só necessitando de alguém que os faça companhia.

Quando uma pessoa está fisicamente bem, tem sua autoestima elevada, sente-se amada e valorizada, a tendência é que procure cuidar da pele, dos cabelos, das unhas e da aparência, melhorando também sua disposição para participar de eventos e sociabilizar com amigos e familiares, trilhar novos caminhos na vida e até em novos trabalhos, com vitalidade e esperança.

Reinventar-se após a maturidade é tema atual e de valiosas discussões, quando falamos de qualidade de vida. Hoje observamos pessoas com 60 anos ou mais iniciando novos aprendizados, visando novas carreiras ou realizando sonhos adormecidos pela falta de tempo, por conta da educação de filhos e de outros entraves que fizeram com que mudasse de rumo no meio do caminho.

O incentivo, a tecnologia e as facilidades com que o aprendizado tem chegado a todos, em especial aos idosos, abrem perspectiva para novos olhares nesta nova era. Nesse sentido, cabe desejar que a diferença de idade, de interesses e de gerações seja superada pela tolerância, dedicação, esperança e, principalmente, beleza, que transborda do olhar de quem tem a curiosidade e a alegria de continuar buscando sua realização, agora não mais material ou questão de sobrevivência somente, mas conquistas e superações pessoais que levarão consigo em sua partida.

Essa busca pela realização de sonhos no envelhecimento traz a beleza e a juventude tão almejadas, estampadas nos cabelos grisalhos, brancos, cinzas, em rugas e óculos de leitura. Essa é a leveza de quem envelhece com a consciência do dever cumprido e com a certeza de que ainda tem muito a aprender e a ensinar, sem a necessidade de buscar fórmulas milagrosas ou procedimentos que transformam e deformam o físico e que entristecem o olhar e o sorriso.

Devemos sempre conciliar momentos de cuidados do corpo e da mente, o que abrange cuidar da aparência, do vestir e do bem-estar geral dos idosos.

SEXUALIDADE

A sexualidade modifica-se com o tempo, mas está presente em todas as etapas da vida. Sua expressão saudável é fundamental para a felicidade e a realização do ser humano. Ainda assim, trata-se de um tema de difícil discussão em nossa sociedade.

Somente com esclarecimento e com muito diálogo poderemos conscientizar a sociedade de que a sexualidade nasce com o ser humano e o acompanha até a morte. Casais que sempre tiveram um bom relacionamento sexual, por exemplo, continuarão tendo interesse em sexo, não importando a idade.

Existem preconceitos tanto em relação à sexualidade quanto à velhice, acreditando-se que, após o período fértil ou o nascimento de filhos, o sexo e a sexualidade é extinta da vida das pessoas. Outra crença errônea é a de que somente os homens idosos precisam ou se interessam por sexo. Muitas mulheres também acreditam que após a menopausa não precisam mais ter vida sexual.

Dessa forma, conserva-se a visão de uma velhice assexuada, e não se entende por que pessoas idosas precisam de sexo.

Quando os idosos compreendem o que acontece com seu corpo, eles podem adaptar-se às mudanças que ocorrem no organismo, preservando a si mesmos o direito de praticar sexo e de manter a intimidade com o seu parceiro, sem se preocupar com falsos modelos de desempenho sexual.

Com o envelhecer, aumenta o tempo para que haja ereção e diminui a quantidade de esperma. Mas nem todos os homens conhecem as alterações que acontecem em seu organismo, preferindo não se expor por medo de críticas e avaliações de seu desempenho sexual.

É necessário orientar e esclarecer cuidadores e familiares sobre o assunto para que possam conversar com idosos, quando solicitados.

A dificuldade de convencer idosos a fazer uso de preservativos tem agravado e aumentado o número de portadores de infecções sexualmente transmissíveis (IST), como a sífilis ou a síndrome da imunodeficiência adquirida (aids), deixando os idosos mais vulneráveis às complicações dessas doenças e levando a um contexto familiar de isolamento diante da constatação de uma doença supostamente adquirida fora da relação conjugal.

Envelhecer não é só um processo, é também uma tarefa – e envelhecer juntos também. Se os vínculos afetivos da juventude foram mais fortalecidos pelo sexo, poderá ser conflitante a relação no envelhecimento conjugal.

Não existem regras para o comportamento na velhice. Casais envelhecem tendo uma vida amorosa feliz até a idade avançada, e a sexualidade não necessariamente precisa estar presente somente no ato sexual: abraços, carinho, carícias, beijos e preliminares compõem efetivamente esse processo e podem fazer com que os idosos reencontrem o prazer adormecido, caminhando ou não para o ato propriamente dito. As famílias muitas vezes reprimem qualquer comentário que os idosos possam trazer referente a namoros ou sexo. Quando os idosos moram com filhos ou em instituições, fica mais difícil viver e sentir livremente a sua sensibilidade e sexualidade – em muitos momentos eles são até mesmo ridicularizados, com situações alheias que são expostas por familiares e mais jovens, referentes a beijo, namoro e sexo com pessoas idosas.

A religião também tem forte influência na crença de que o sexo deve ser praticado somente para procriação e pode inibir demonstrações afetivas e sensuais na velhice.

Profissionais da saúde também carregam seus preconceitos, mantendo consultas e tratamentos somente no que diz respeito às doenças e seus medicamentos, sem deixar margem para o início de uma conversa sobre esse assunto com os idosos que, muitas vezes, vão embora sem questionar ou falar de sua perda de urina ou dor durante o ato por conta da falta de lubrificação. Essas são somente algumas das inúmeras dúvidas que eles deixam de resolver, muitos durante anos, piorando quando o médico é o mesmo da família toda.

A reflexão sobre esse tema só confirma a urgência de que a sociedade tem de se conscientizar de que envelhecimento não é uma categoria de pessoas idosas, assexuadas, esperando a morte. São pessoas que continuam buscando "mais vida em suas vidas".

Alguns fatores que podem influenciar na vida sexual da pessoa idosa:

- medicamentos;
- doenças crônicas e degenerativas;
- baixa autoestima;
- vergonha;
- culpa;
- medos de críticas e autocríticas em relação ao próprio corpo ou desempenho sexual;
- incontinência urinária;
- nas mulheres, receio de sentirem dores em virtude da diminuição da lubrificação vaginal, por conta da baixa dos hormônios;
- falta de orientações sobre o próprio corpo e dificuldade de expor suas dúvidas.

O cuidador deve primeiramente conhecer seus limites, mesmo no que diz respeito a como conversar sobre sexo com a pessoa que cuida. Se existe dificuldade para abordar o tema, busque auxílio com profissionais de saúde para que possam juntos desenvolver a maneira mais fácil de falar sobre o assunto. O idoso pode também ser encaminhado a profissionais da saúde que o auxiliarão em suas dúvidas e necessidades.

É importante não fazer críticas nem julgar; o amor também pode chegar mais tarde para os solteiros ou viúvos por muito tempo. Muitos podem encontrar seus amores em instituições, bailes, comunidades, igrejas, praticando atividades educativas voltadas para o público idoso, etc., por isso, incentive a sociabilização, a ida a bailes, eventos de todos os tipos e com todas as idades, e note a alegria do idoso em se sentir aceito! Não deixe de prestar auxílio para que possa arrumar-se, vestir-se, maquiar-se, aceitando suas mudanças e a dos outros, e não incentive comentários sobre a aparência ou condutas de outros idosos: cada um tem sua maneira de aceitar seu próprio envelhecimento.

SAÚDE E BELEZA

O estilo de vida de cada um e os hábitos saudáveis adquiridos desde a infância determinam como nosso organismo envelhecerá e, consequentemente, como nossa aparência será com o passar dos anos.

Nesse processo, a pessoa idosa não deixa de ser vaidosa, ao contrário: em muitos casos se torna mais vaidosa, por ter mais tempo para se cuidar, pela dificuldade em aceitar o próprio envelhecimento, por reencontrar-se com sua própria essência, por reviver sonhos antigos, por conquistar novos caminhos e novos amores, por redescobrir novas habilidades e por sentir-se liberta de tantas culpas, responsabilidades e preocupações.

O belo agrada, dá satisfação, prazer em olhar e admirar. O que é belo não depende somente do externo, mas também do subjetivo, do que não podemos ver com os olhos, mas com a sensibilidade do sentir. O estado de harmonia interna de cada pessoa também pode complementar sua beleza.

Muitos idosos hoje afirmam que com o envelhecimento e a maturidade conseguiram descobrir uma maneira mais feliz de viver, daí o surgimento de títulos para essa fase da vida, como: "idade de ouro", "idade feliz", "melhor idade", além de muitos outros rótulos ou títulos dados pela nossa sociedade.

Cuidar da aparência é revigorante tanto para mulheres como para homens. Dessa forma, o cuidador ou os familiares devem incentivar os cuidados com a aparência física – se for vontade da pessoa idosa ir ao cabelereiro, barbeiro, podólogo, à manicure, massoterapia, yoga, dança de salão e dança do ventre, criando uma rotina em que todas as atividades sejam contempladas.

Muitas idosas que nunca puderam praticar danças, especialmente a dança do ventre, cigana e outras, hoje se reencontram com a sua essência feminina, adormecida por anos.

Atualmente, temos no mercado vários serviços "delivery" no ramo da estética e saúde para quem tem dificuldade de locomoção ou está acamado. Esses serviços podem chegar até a pessoa idosa e dar um novo sentido à sua vida.

Com o acesso à tecnologia, as compras também podem ser realizadas com a interação do cuidador e da pessoa idosa, que pode então adquirir *on-line* produtos como roupas, sapatos, perfumaria e alimentos.

Serviços que atendem o público idoso têm diversificado seus produtos, visando a melhoria do atendimento; os serviços de transportes também têm trazido alegria e sociabilização às pessoas idosas, grupos formados levam a teatros, cinemas, shows, viagens nacionais e internacionais, trazendo liberdade e autonomia ao público idoso.

ATIVIDADES DE LAZER

Nas horas livres, pode-se criar uma rotina ou uma agenda de atividades "extra obrigações", tanto para a pessoa idosa como para os cuidadores.

Criar momentos de distração ou diversão não deve ser encarado como "matar a hora" ou "já que não temos nada para fazer, vamos pintar?".

Essas atividades simples e despretensiosas de aprendizado têm vários objetivos: sociais, cognitivos, manuais, visuais, auditivos, gustativos e outros que nos dão muito prazer.

Se o idoso é independente e tem autonomia, pode ser proposto a ele que escolha o que gostaria de fazer, como conversar com colegas, ouvir músicas ou a leitura de um livro e comentar sobre o assunto com quem está lendo, ou ler sozinho, dançar, assistir TV, fazer ginástica, natação ou outras atividades, ir a teatros, museus, exposições de arte ou cinema, sozinho ou acompanhado; o importante é que se mantenha fazendo atividades de que goste, trocando experiências diárias e sociabilizando.

Existe um universo diversificado de atividades na rede privada e pública: dança sênior, dança circular, pilates, dança de salão, aulas de canto, coral, voluntariados, encontros para homens e mulheres que se organizam e montam passeios, excursões e outras atividades.

Os bailes, os cursos de informática para interagir com o celular, as redes sociais e outras tecnologias, as programações e os cursos específicos para a população com mais de 60 anos hoje já fazem parte das grandes instituições de ensino e de redes de entretenimento.

Para quem não tem independência e autonomia, atividades como leitura, canto, filmes, palavras cruzadas, cuidar das plantas, jogos para trabalhar a parte cognitiva e outras atividades físico-recreativas podem ser levadas até eles.

Não faltará criatividade para quem sempre foi ativo. Para quem já tinha um ritmo mais lento, devemos respeitar e adequar as atividades ao ritmo de cada um: o mais importante é que possamos oferecer a oportunidade de o idoso participar delas, pois muitas vezes ele gostaria de praticar uma atividade e, talvez por medo, por vergonha, por falta de companhia ou por falta de conhecimento, mantém-se em sua casa, em sua solidão.

Devemos estimular a participação do idoso em eventos e sua comunicação com pessoas de todas as faixas etárias – mesmo que no começo isso seja mais difícil, com paciência e perseverança ele se envolverá, comunicando-se mais e gostando de se sentir aceito e ativo, resgatando a espontaneidade e a alegria.

Doença de Alzheimer

[...]
Todos os dias antes de dormir
Lembro e esqueço como foi o dia
Sempre em frente
[...]
Então me abraça forte
E diź mais uma vez que já estamos
Distantes de tudo
[...]
Temos nosso próprio tempo

(TEMPO PERDIDO, RENATO RUSSO).

Antes de entender a doença, é necessário **não** rotular esquecimento, agressividade, tristeza ou mau humor como sendo Alzheimer ou outro tipo de demência: o idoso pode estar depressivo e precisar de outros cuidados, por exemplo. Por isso, procure orientação de um profissional de saúde antes de afirmar que ele está com essa ou outra doença.

Inicialmente, devemos diferenciar o que é demência do que é depressão. Observe o quadro a seguir, com características de cada uma dessas doenças.

DEMÊNCIA	x	DEPRESSÃO
HABILIDADES SOCIAIS MANTIDAS		PERDA PRECOCE DO CONVÍVIO SOCIAL
IDEIAS DE DESESPERANÇA AUSENTES		IDEIAS DE DESESPERANÇA PRESENTES
HUMOR VARIÁVEL		HUMOR DEPRIMIDO
DIFICULDADES SÃO MINIMIZADAS		DIFICULDADES SÃO HIPERVALORIZADAS
TENTA ENGAJAR-SE NAS ATIVIDADES DOS TESTES		RESISTE A FAZER ATIVIDADES

As demências são caracterizadas pela degeneração de células cerebrais, o que progressivamente provoca sintomas e sinais de déficit de memória, concentração, fala, linguagem e declínio cognitivo, afetando diretamente a vida do portador e de quem cuida dele.

TIPOS DE DEMÊNCIAS

DEMÊNCIA VASCULAR: provoca declínio cognitivo e funcional. Os sinais e sintomas clínicos mais comuns são de demência subcortical (lentificação da atividade elétrica cerebral). O diagnóstico é definido, considerando a presença de fatores de risco cardiovascular.

DEMÊNCIA POR CORPOS DE LEWY: apresenta alterações de marcha/equilíbrio e de cognição, com variações na atenção e concentração, e relatos de alucinações e delírios.

DEMÊNCIA FRONTOTEMPORAL (DFT): prevalência em idades mais precoces (antes dos 50 anos de idade). É caracterizada pela perda de crítica pessoal e social, com modificações de personalidade e comportamento, como impulsividade e desinibição.

DEMÊNCIA ASSOCIADA AO PARKINSON: a doença de Parkinson, quando se estende por muito tempo, também pode evoluir para demência, apresentando como sintomas principais os tremores de extremidades, a dificuldade de andar, a instabilidade postural (perda de equilíbrio) e a rigidez dos membros e do corpo.

DOENÇA DE ALZHEIMER: a mais comum entre as demências, é causada pela degeneração, progressiva e lenta de células cerebrais.

CARACTERÍSTICAS
DA DOENÇA

O comprometimento da memória (capacidade de aprender e reter informações novas) é significativo, causando o comprometimento das funções cognitivas (linguagem, funções executivas, confusão, alterações de humor e desorientação no tempo e no espaço), o que pode passar despercebido tanto para quem convive com a pessoa como para o idoso. Com o avanço da doença, os sinais e sintomas começam a interferir no desempenho social e/ou profissional da pessoa idosa, levando à piora do quadro, com limitações até a perda da capacidade de realizar suas atividades básicas de vida, tornando-se dependente de um cuidador. A doença de Alzheimer não é infecciosa nem contagiosa.

Nem sempre os estágios da doença são iguais para todos os pacientes, assim como o tempo de desenvolvimento de cada fase da doença. Por exemplo, podem decorrer de dez a vinte anos até que alguém mais próximo comece a perceber os primeiros sinais e sintomas da doença, com alterações mais concretas, até então confundidas com esquecimentos passageiros, em virtude do avanço da idade.

Na fase inicial, além do déficit de memória, podem ocorrer déficits cognitivos – o que dificulta mais suas AVDS e AIVDS –, perda da espontaneidade e do senso de iniciativa, mudanças de humor e de personalidade, o que pode aumentar a ansiedade. Normalmente, é nessa fase que é feito o diagnóstico clínico.

A doença avança para outras áreas do córtex cerebral que controlam a linguagem, o raciocínio, o processamento sensorial e a consciência. Pode ser observada dificuldade de relacionamento, comportamentos antissociais e início do não reconhecimento de parentes e amigos.

Com o avanço da doença, a pessoa não consegue mais reconhecer familiares e pessoas queridas, e perde a capacidade de se comunicar com os outros, tornando-se completamente dependente da ajuda de alguém.

Outros sintomas incluem: perda de peso, dificuldade em deglutir (engolir), infecções de pele, gemidos constantes, maior sonolência, incontinência urinária e fecal.

Nessa fase, permanece a maior parte ou todo o tempo acamada, o que propicia a instalação de quadros infecciosos, como pneumonia, que poderão levá-la a óbito (São Paulo, 2015).

Não existe cura para a doença de Alzheimer, mas há medicações que controlam a agitação, depressão, apatia e outras complicações, permitindo manter a qualidade de vida da pessoa e a estabilidade familiar por algum tempo.

Após o diagnóstico, tanto os familiares como o idoso devem ser orientados quanto às precauções que devem tomar e à evolução da doença, que pode desestruturar a família e toda a rede social do idoso.

O idoso terá momentos de lucidez nos quais poderá se dar conta de seus lapsos de memória ou agressões sem causa, e assim se tornar triste; alguns podem ter indícios de melhora, o que confundirá os cuidadores: podem fazer perguntas coerentes sobre a vida do cuidador e de outros familiares, podem até chegar a dar conselhos e momentos depois não se lembrarem do nome de quem cuida dele.

Outros podem ter afinidade com um membro – por exemplo, o marido –, com quem fala outra língua, lembra o nome ou solicita sua mão para assistir TV.

Para quem está à volta, pode parecer confuso e contraditório, o que gera discussões entre familiares sobre em que área o cuidador contratado deve se concentrar no cuidado ao idoso.

O cuidador deve orientar e ter conhecimento da evolução da doença para agir no momento correto.

COMO LIDAR COM A PERDA DE MEMÓRIA

O conhecimento das etapas e a maneira pela qual os familiares conduzem as diferentes situações do cotidiano da pessoa com a doença podem auxiliar e transmitir a segurança necessária a quem está cuidando e a quem está sendo cuidado.

» Ficar atento às alterações que a pessoa possa apresentar, assim como tudo que ela queira dizer ou fazer: primeiro analise a situação e depois tente resolver, sem críticas ou culpas.

» Evitar, no dia a dia, entrar em conflito com o idoso, para não desencadear uma crise de agressividade sem necessidade.

» Estabelecer rotinas de horário é muito importante para não haver ansiedade para quem cuida e para quem está sendo cuidado.

» Tentar manter a casa segura e acolhedora, com as mesmas configurações de móveis e outros objetos, sem muitas informações de cores, facilitando a vida diária do idoso.

» Incentivar o convívio com familiares, vizinhos e amigos, pois isso é tão importante quanto o tratamento medicamentoso.

» Ter paciência para explicar várias vezes o que o idoso deve fazer, sem criticar, entendendo suas necessidades.

» Estimular a conversa com perguntas simples. Espere uma resposta antes de fazer outras perguntas e não misture muitos temas. Fale com calma e pausadamente, para melhor compreensão, sempre olhando diretamente para a pessoa.

» Tentar preservar ao máximo a autonomia do idoso.

» Manter a pessoa afastada de qualquer estímulo sonoro ou visual, se ela estiver nervosa, até cessar a crise, sem repreendê-la, para não despertar uma reação violenta.

> **A prática de atividades no dia a dia**
>
> » O IDOSO É CAPAZ DE APRENDER E REALIZAR ATIVIDADES. PROCURE PROPOR TAREFAS COM AS QUAIS ELE SE IDENTIFIQUE NA FASE ATUAL DA DOENÇA — NÃO QUEIRA QUE A PESSOA FAÇA O QUE FAZIA ANTES.
>
> » CRIE UMA ROTINA PARA PRÁTICAS DE LAZER, ATIVIDADES FÍSICAS, LEITURA, PINTURA E OUTRAS, CONSIDERANDO AS TAREFAS QUE ELE É CAPAZ DE FAZER.
>
> » RECONHEÇA O ESFORÇO DO IDOSO EM PARTICIPAR DAS ATIVIDADES E ELOGIE O SEU DESEMPENHO, FAZENDO-O SENTIR-SE VALORIZADO E ACEITO.
>
> » ALGUNS EXEMPLOS DE ATIVIDADES QUE PODEM SER PRATICADAS: ASSISTIR FILMES E PROGRAMAS DE TV, LER, FAZER PALAVRAS CRUZADAS, VER FOTOS ANTIGAS, OUVIR MÚSICAS QUE TENHAM FEITO PARTE DA VIDA DO IDOSO, JARDINAGEM, PINTURA, FAZER COLEÇÕES, JOGAR XADREZ, ETC.

DELÍRIOS E ALUCINAÇÕES

Manifestando-se de forma variada, os delírios e as alucinações tendem a piorar com o avanço da doença, o que pode deixar o cuidador sem saber o que fazer.

Nessas situações, o importante é ter calma, manter a pessoa em local seguro e evitar qualquer mudança de rotina ou de ambiente.

Evite incentivar ou colaborar com as alucinações; procure oferecer outra atividade, a fim de distrai-lo.

Caso a alucinação tenha como foco um objeto ou pessoa, tente afastá-los para que a atenção se volte para o momento e as alucinações cedam. Enquanto isso, mantenha-se ao seu lado, transmitindo segurança e conforto.

SÍNDROME DO "SUNDOWN" (PÔR DO SOL)

No fim da tarde, muitos portadores da doença de Alzheimer podem desencadear comportamentos de agitação, confusão e desorientação, sem uma causa ou explicação aparente. Isso se dá por conta da perda progressiva da noção de quando é dia e de quando é noite: eles passam a confundir os períodos e acabam trocando o dia pela noite, e também as atividades desenvolvidas em cada período.

O escurecer também pode desencadear medo e insegurança. Nesses momentos, o ideal é manter a pessoa em atividades de que goste, de maneira tranquila e sem agitações. Diminua a movimentação, os estímulos visuais e sonoros, e tente manter uma rotina do dia para que o idoso fique menos agitado.

PERAMBULAÇÃO

- » Mantenha a pessoa com Alzheimer em local seguro, com portas trancadas e chaves em locais onde ela não tem acesso. Pessoas com essa doença apresentam desorientação e acabam andando de um lado para outro, sem saber para onde ir.

- » Peça aos vizinhos que avisem os familiares caso vejam o idoso sair de casa ou andando pelas ruas sozinho.

- » Solicite orientação médica, caso esse distúrbio gere riscos ao idoso.

Preservando a segurança do idoso

IDOSOS COM ALZHEIMER NÃO RECONHECEM O LOCAL ONDE MORAM. POR ISSO, DEVEM SER ADOTADAS ESTRATÉGIAS DE SEGURANÇA, TANTO PARA ELES COMO PARA QUEM CUIDA:

» INSTALE NOVAS FECHADURAS E ALARMES;
» DISFARCE PORTAS E JANELAS;
» PLANEJE PASSEIOS DENTRO DE CASA;
» CRIE PASSATEMPOS PARA O IDOSO;
» ESCONDA AS CHAVES;
» NOTIFIQUE VIZINHOS E AUTORIDADES;
» USE OBJETOS DE IDENTIFICAÇÃO.

Saúde holística

Numa folha qualquer
Eu desenho um sol amarelo
[...]
Pinto um barco a vela
Branco, navegando,
É tanto céu e mar
[...]
Nessa estrada não nos cabe
Conhecer ou ver o que virá
O fim dela ninguém sabe
Bem ao certo onde vai dar.
Vamos todos
Numa linda passarela
De uma aquarela que um dia, enfim,
Descolorirá.

(AQUARELA, TOQUINHO E VINÍCIUS)

Quando ouvimos a palavra holística, existe a tendência de confundirmos o termo com algo místico, quando, na realidade, a definição é bem clara no que diz respeito ao entendimento de que tudo está interligado.

Na medicina chinesa, por exemplo, todo ser vivo está diretamente ligado à natureza e todos os eventos que ocorrem ao seu redor podem interferir ou não em sua saúde, em seu bem ou mal-estar.

Nos últimos anos, diante de tanta tecnologia, inovação e descobertas na medicina, o homem vem buscando algo mais simples e natural, considerando até os efeitos colaterais gerados por tantos medicamentos e fórmulas para a eterna juventude.

Como tentativa de retomar e reorganizar o caminho da saúde plena e do equilíbrio, grupos e terapias milenares têm se reapresentado à nossa cultura de diferentes formas, baseados em variados métodos e origens, mas sem perder o foco no real objetivo, que é o de promover o reencontro do homem moderno com a essência de uma vida simples, com qualidade e responsabilidade.

Essas terapias visam estimular os mecanismos naturais de prevenção de agravos e a recuperação da saúde por meio de terapias efetivas e seguras, com ênfase na escuta plena, no desenvolvimento do vínculo terapêutico e na integração do ser humano consigo, com o meio ambiente e com a sociedade. Dessa forma, possibilitam a integração ampla do processo saúde-doença e a promoção global do cuidar cuidando, aprimorando e reencontrando o autocuidado nos idosos.

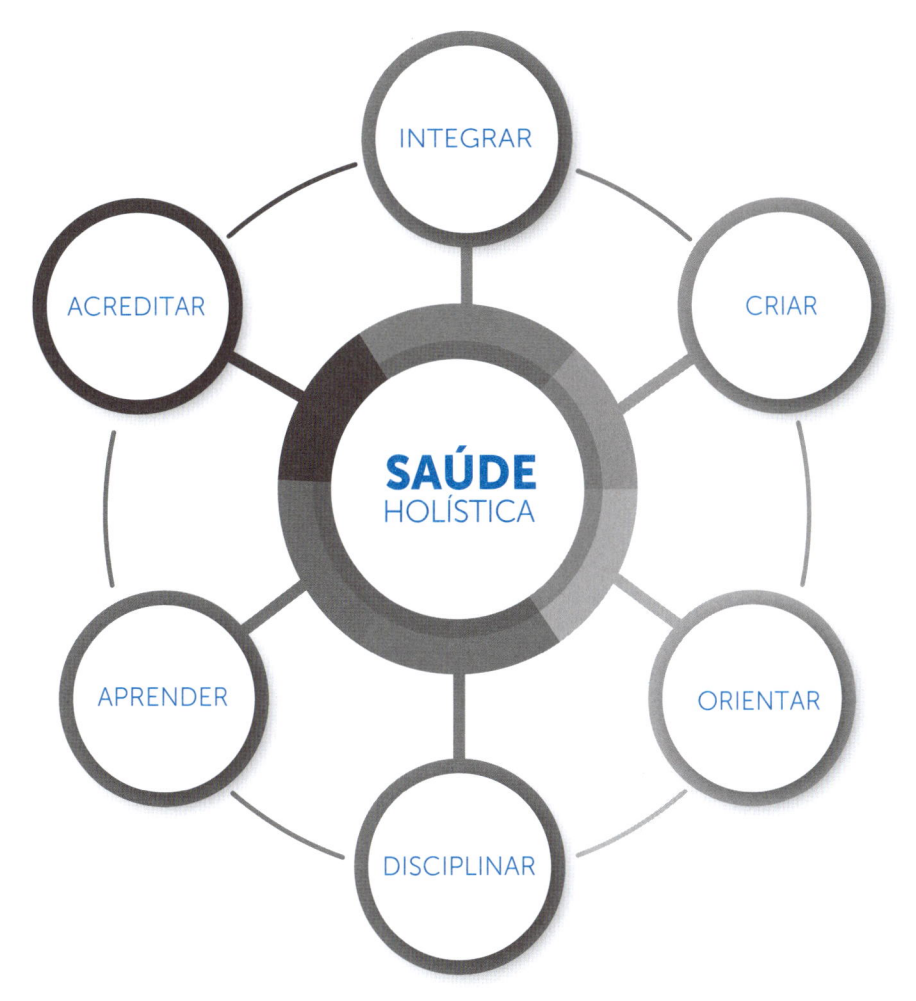

FIGURA 1 |
O PAPEL DA SAÚDE HOLÍSTICA NA SOCIEDADE.

Nesse vasto campo de possibilidades e terapias, atualmente reconhecidas e comprovadas quanto à sua eficácia – inclusive pelo Sistema Público de Saúde –, apresentaremos diferentes técnicas que têm prevenido ou amenizado os mais variados problemas ou doenças dos idosos, que somente a medicina tradicional não consegue controlar.

A rede privada de convênios e atendimentos particulares tem aderido e agregado aos serviços prestados as práticas integrativas e complementares, e cada vez mais familiares e idosos buscam terapias com menos fármacos e métodos menos invasivos, o que tem comprovado efeito benéfico no âmbito físico, psíquico e social do idoso.

Nesse sentido, é de total importância que o cuidador tenha conhecimento de algumas terapias para que possa propô-las ao idoso, ou acompanhá-los caso seja solicitada por profissionais da saúde ou familiares a utilização de algum tipo de terapia integrativa ou complementar no tratamento do idoso.

Cuidadores, familiares e idosos podem e devem participar juntos de atividades que proporcionem o bem-estar físico, psíquico e social.

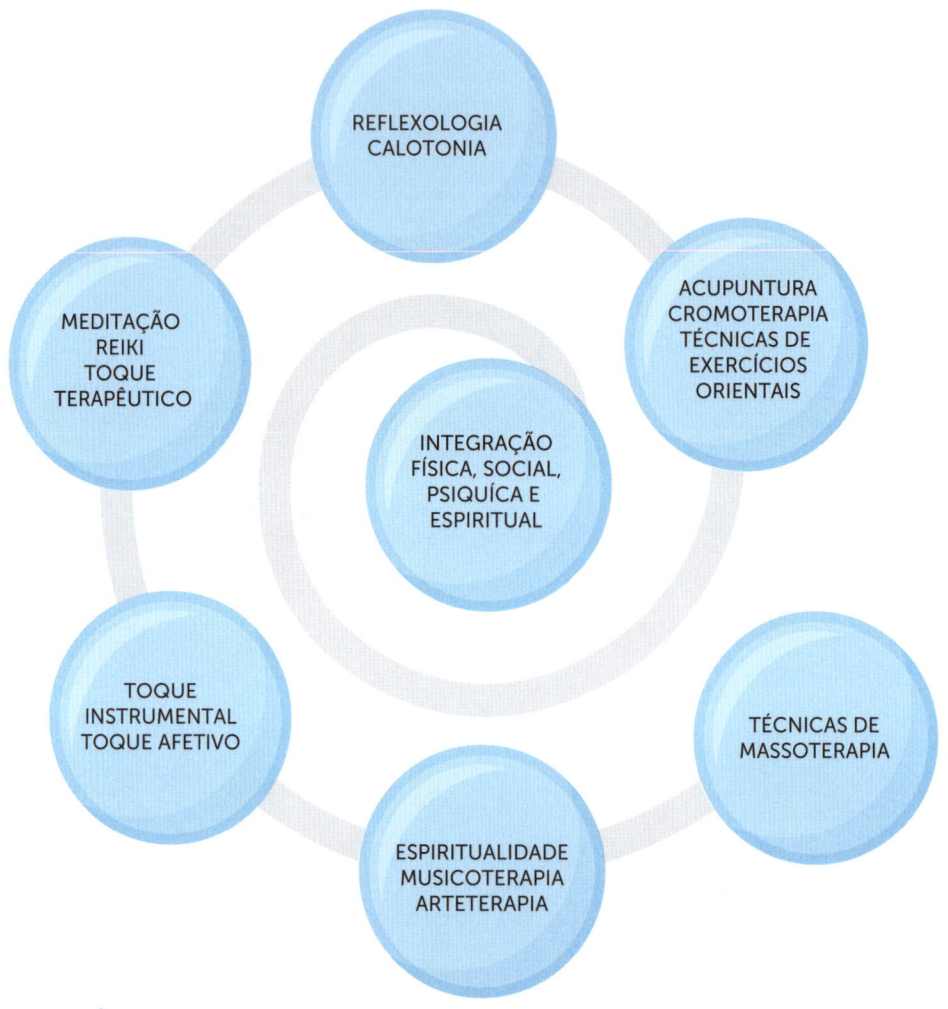

FIGURA 2 |
TERAPIAS COMPLEMENTARES E PRÁTICAS INTEGRATIVAS MAIS CONHECIDAS E UTILIZADAS PELAS PESSOAS IDOSAS, CONTEMPLANDO OS ASPECTOS FÍSICO, SOCIAL E PSÍQUICO DE CADA INDIVÍDUO.

PRINCIPAIS TERAPIAS E
PRÁTICAS INTEGRATIVAS

Medicina tradicional chinesa

A MEDICINA TRADICIONAL CHINESA SURGIU HÁ PELO MENOS 5 MIL ANOS. AS TÉCNICAS MAIS UTILIZADAS SÃO A ACUPUNTURA, A FITOTERAPIA (ERVAS), A DIETOTERAPIA E AS PRÁTICAS CORPORAIS QUE INTEGRAM CORPO E MENTE.

TEM COMO OBJETIVO PRINCIPAL BUSCAR A INTEGRALIDADE HARMÔNICA ENTRE O HOMEM E A NATUREZA, QUE REPRESENTA A ESSÊNCIA DO SER HUMANO, SEGUNDO A FILOSOFIA CHINESA. SEU PRINCÍPIO MAIS CONHECIDO É DO YIN-YANG, DUAS FORÇAS CONTRÁRIAS QUE SE COMPLEMENTAM PARA MANTER O EQUILÍBRIO E A HARMONIA DO CORPO E DA MENTE.

PARA O TERAPEUTA REALIZAR O DIAGNÓSTICO DOS DESEQUILÍBRIOS ENERGÉTICOS, É PRECISO QUE OBSERVE PARÂMETROS EXTERNOS QUE CADA PESSOA TRAZ E SUAS CARACTERÍSTICAS DE PERSONALIDADE, ALÉM DE AVALIAR A LÍNGUA DO PACIENTE, QUE MOSTRA DESEQUILÍBRIOS ENERGÉTICOS INTERNOS DO ORGANISMO. DESSA FORMA, O DIAGNÓSTICO ENERGÉTICO É CONCLUÍDO, SENDO ENTÃO PRESCRITA UMA DAS TERAPIAS DA MEDICINA TRADICIONAL CHINESA. A DIFERENÇA ENTRE A MEDICINA OCIDENTAL E A ORIENTAL É QUE NA ORIENTAL O DIAGNÓSTICO NÃO É REALIZADO POR MEIO DE EXAMES LABORATORIAIS OU DE IMAGENS, MAS COM BASE NO QUE A PESSOA APRESENTA EM SEU CORPO NAQUELE MOMENTO — COM INFLUÊNCIA DE FATORES EXTERNOS PATOGÊNICOS OU NÃO — E COM A MANEIRA COMO TRATA SEU CORPO E SUA VIDA.

ACUPUNTURA

A acupuntura é a técnica mais utilizada da medicina tradicional chinesa e tem demonstrado eficácia na prevenção de doenças e no tratamento complementar de males diversos. Os estímulos promovidos pela agulha, realizados em locais ou pontos específicos do corpo, atuam no sistema nervoso central, fazendo com que toda rede energética seja impulsionada; desencadeando melhora da imunidade; amenizando dores, processos inflamatórios e outros bloqueios que possam existir; melhorando quadros agudos e crônicos. A acupuntura é utilizada para gerar equilíbrio no organismo como um todo, a partir de uma visão holística do ser humano, que não se aplica a tratar somente a doença, e sim a causa dos distúrbios físicos e psíquicos.

A acupuntura, a partir da segunda metade do século XX, passou a ser aceita e assimilada pela medicina ocidental, com base na comprovação e no reconhecimento de seus efeitos benéficos por diversas pesquisas científicas.

LIAN GONG

Lian gong é uma prática corporal utilizada por diferentes públicos, muito bem aceita pelos idosos, por se tratar de exercícios com movimentos fáceis, sem sobrecargas de articulações, com base em movimentos leves e suaves, associados a respiração adequada, concentração e relaxamento, promovendo equilíbrio e serenidade a quem o pratica.

O método tem ganhado adeptos em serviços públicos e privados.

FITOTERAPIA

A utilização de ervas para tratamentos de diversas patologias já é antiga e bem conhecida no Oriente e no Ocidente, onde a utilização de plantas com efeitos medicinais é aceita, com resultados comprovados cientificamente.

As diferentes substâncias ativas em cada planta são extraídas e utilizadas de diversas maneiras – o que não se deve esquecer é que, mesmo sendo natural e aparentemente inofensiva, essa técnica exige conhecimento do que realmente é eficaz para cada pessoa, evitando o uso indiscriminado das ervas sem o devido conhecimento.

AROMATERAPIA

O aroma pode desencadear respostas emocionais e de memória no cérebro: como um gatilho, o aroma pode ser bastante singular para cada indivíduo. Em geral, os mais aceitos são os que trazem relaxamento, como o de lavanda ou o de jasmim.

Já existem estudos sobre como a utilização de aromas pode reduzir ansiedades e momentos de agitação em idosos com demência.

Converse com profissionais da saúde, se possível com especialistas em cuidados integrativos, que utilizem a aromaterapia como forma de tratamento.

HOMEOPATIA

Método terapêutico que consiste na preparação de medicamentos a partir de substâncias minerais, vegetais ou animais, com conhecimento prévio de sua potencialidade e eficácia curativa, comprovada por estudos científicos.

Esses medicamentos passam por técnicas de diluição específicas, tratando as doenças pela semelhança, ou seja, a substância capaz de produzir a doença também é capaz de curá-la, em doses diluidíssimas.

A homeopatia hoje já é utilizada em serviços públicos e privados.

ARTETERAPIA

Recurso bastante utilizado por diferentes públicos, sendo muito bem aceita pelo público idoso em diferentes setores, tanto público como privado. A arteterapia realiza o resgaste da expressão criativa, melhora a coordenação motora, a concentração e a sociabilização, podendo ser realizada em grupos ou individualmente, em lares ou em locais específicos.

Abrange técnicas como pintura, desenho, modelagem, colagem, mímica, tecelagem, teatro, escultura, entre outras.

REIKI

Nessa técnica, o principal objetivo é estimular todo o organismo físico e psíquico com a canalização e transmissão da energia universal vital ou energia vital do universo, por meio da imposição das mãos.

O reiki promove o equilíbrio e harmoniza todos os sistemas físicos e mentais do organismo, promovendo renovação celular, diminuição do estresse, ansiedade e outros.

YOGA

Prática realizada com exercícios de controle respiratório e da mente, gerando relaxamento, autocontrole, equilíbrio e fortalecimento da musculatura, melhorando a qualidade de vida e auxiliando no autoconhecimento e relaxamento.

A importância do toque

AO ENVELHECER, A PELE TORNA-SE SECA, HÁ PERDA DE ELASTICIDADE, APARECEM MANCHAS E, COM ISSO, AS RUGAS. HÁ MENOS OPORTUNIDADES DE CONTATO FÍSICO, QUE DIMINUEM AINDA MAIS COM A HIPERVALORIZAÇÃO DA JUVENTUDE E DA BELEZA: NÃO EXISTE INCENTIVO PARA O TOQUE ENTRE PESSOAS QUE NÃO SE INTEGREM AOS PADRÕES IMPOSTOS PELA SOCIEDADE.

NO ENTANTO, A NECESSIDADE DE CONTATO FÍSICO OU TOQUE TORNA-SE MAIS INTENSA COM O PASSAR DO TEMPO. QUANDO VOLTAMOS A DEPENDER MAIS DOS OUTROS, EVIDENCIA-SE A NECESSIDADE DE SER ABRAÇADO, DE SER LEVADO PELA MÃO, DE SER ACARICIADO E DE TER OPORTUNIDADE DE CORRESPONDER À CARÍCIA, INDEPENDENTEMENTE DE QUEM O FAÇA, DESDE QUE HAJA A INTENÇÃO DE CARINHO.

A PELE DELIMITA O NOSSO MUNDO INTERNO DO AMBIENTE EXTERNO, E A FORMA COMO RECEBE INFORMAÇÕES DO MEIO É INTERPRETADA PELO SISTEMA NERVOSO CENTRAL. O TOQUE PROPORCIONA UMA DESCARGA EFETIVA DO HORMÔNIO OCITOCINA, QUE É PRODUZIDO NO CÉREBRO (HIPOTÁLAMO), SENDO RECONHECIDO POR MUITOS ESTUDIOSOS COMO O "HORMÔNIO DO AMOR", DIMINUINDO OS NÍVEIS DE ESTRESSE, O QUE PODE LEVAR À DIMINUIÇÃO DOS NÍVEIS DE PRESSÃO ARTERIAL E CONTROLAR OUTRAS PATOLOGIAS QUE PODEM SER AGRAVADAS COM ALTOS NÍVEIS DE ESTRESSE. ALÉM DISSO, TAMBÉM É CAPAZ DE PROMOVER UM VÍNCULO DE INTIMIDADE E PROXIMIDADE, MANTENDO-NOS EM EQUILÍBRIO.

SENDO AS MÃOS UM INSTRUMENTO PELO QUAL PODEMOS INICIAR UMA BOA OU MÁ RELAÇÃO COM QUEM IREMOS CUIDAR, A MANEIRA COMO TOCAMOS TERÁ GRANDE IMPORTÂNCIA NA COMUNICAÇÃO NÃO VERBAL QUE ESTAREMOS ESTABELECENDO COM O IDOSO. AS MÃOS, NESSE MOMENTO, SERÃO A CONEXÃO COM O OUTRO E COM NOSSOS SENTIDOS MAIS PROFUNDOS, CARREGANDO E DESVENDANDO SENTIMENTOS, TRANSMITINDO COMPREENSÃO, APOIO, CALOR E DISPOSIÇÃO PARA AJUDAR.

LEMBREMOS QUE O PRIMEIRO PRAZER AO VIR AO MUNDO É POR MEIO DO TOQUE, SUAVE OU NÃO, MAS SEM DÚVIDA CARINHOSO, FIRME E PROFISSIONAL; LOGO DEPOIS, SENTIMOS O TOQUE ACOLHEDOR DA MÃE E DO PAI. DURANTE TODA NOSSA EXISTÊNCIA SOMOS PERMEADOS POR TOQUES FÍSICOS E SOCIAIS QUE IRÃO MOLDAR E IMPRIMIR EM NOSSA PSIQUE OS EFEITOS BENÉFICOS OU NÃO DE SER TOCADO.

O TOQUE É UM DOS RECURSOS TERAPÊUTICOS MAIS IMPORTANTES NA ARTE DE CUIDAR E DE SE COMUNICAR, SENDO O MAIS RICO E EFICAZ MÉTODO PARA AUXILIAR E PROPORCIONAR CONFORTO EM TODOS OS ASPECTOS DO SER HUMANO.

MASSAGEM

A massagem traz inúmeros benefícios, como melhoria de qualidade de vida, aumento da autoestima e bem-estar pessoal e alívio de dores, além de ajudar e amenizar os problemas físicos e emocionais mais comuns no envelhecimento, sendo um recurso para o idoso viver os seus dias com mais alegria, tranquilidade e positividade.

Sua aplicação é tão gratificante para quem aplica quanto para quem recebe, e a oportunidade de desfrutar o simples prazer do toque humano, mesmo que por um breve período, é para muitos idosos um momento de alegria e descontração.

Massagens, exercícios e até mesmo o toque ajudam a ativar a circulação e a melhorar os movimentos, sendo extremamente úteis para pessoas que permanecem por um longo período em uma mesma posição, estando mais propensa a ter sua circulação, sua sensibilidade e seus movimentos comprometidos.

As massagens podem ser feitas no corpo todo. Os toques e as massagens também ajudam a pessoa a perceber o próprio corpo e a relaxar.

Podem ser usados estímulos com diferentes texturas para trabalhar a sensibilização dos pés e melhorar o caminhar, evitando acidentes ou quedas.

Idosos de ambos os sexos têm se beneficiado de diferentes técnicas do toque, para o alívio de diferentes dores e distúrbios psíquicos. A tendência é que aumente a procura por profissionais especializados e serviços que utilizem essas técnicas, tanto para idosos que se mantêm ativos como para aqueles com algum tipo de dependência.

REFLEXOTERAPIA

Consiste em uma massagem realizada nos pés ou nas mãos com estímulos pontuais, transmitidos com impulsos nas terminações nervosas até as regiões plantares (pés) ou das palmas (mãos), em áreas específicas (microssistemas). Seu principal objetivo é reativar órgãos e áreas em desequilíbrio.

A reflexologia plantar pode ser praticada em diferentes situações, com toques suaves e macios por todo o pé, observando se há lesões, rachaduras e tromboses. Para realizá-la, é necessária a autorização da equipe de saúde e dos familiares do idoso.

A reflexologia palmar também pode ser utilizada, na impossibilidade de massagear os pés. Os toques suaves podem ser aplicados com um hidratante habitual para deslizar as mãos do cuidador nas mãos do idoso.

Essa é uma das técnicas mais bem aceitas pelos idosos, por não haver necessidade de retirar a roupa. A reflexoterapia pode ser realizada quando a pessoa estiver deitada ou semisentada. Sua prática ativa diferentes pontos do corpo e estimula a sensibilidade dos pés, podendo melhorar o equilíbrio e a firmeza ao caminhar, aliviando edemas e dores em articulações.

A reflexoterapia pode ser aplicada em diferentes idades, e ser associada a outras técnicas integrativas. Os idosos relatam alívio e paz, o que torna a técnica uma atividade prazerosa para quem tem a necessidade de sentir que o "corpo ainda vive", como diz alguns idosos.

Religiosidade e espiritualidade

Se eu quiser falar com Deus
Tenho que ficar a sós
Tenho que apagar a luz
Tenho que calar a voz
Tenho que encontrar a paz
Tenho que folgar os nós
[...]
Se eu quiser falar com Deus
Tenho que me aventurar
Tenho que subir aos céus
Sem cordas pra segurar

(*SE EU QUISER FALAR COM DEUS*, GILBERTO GIL)

Entender e definir religiosidade é muito difícil, considerando a diversidade de crenças, religiões e filosofias de vida que se misturam, se completam e dão subsídios para as pessoas transitarem pelo universo de emoções e situações experienciadas durante os anos vividos. Isso não é diferente para o idoso, que busca o entendimento do que foi, do que é e do que será sua vida e seus relacionamentos (interpessoais, com o cosmo e consigo mesmo) cultivados ou dos quais se afastaram ao longo do tempo.

No transcorrer do envelhecimento e nesses momentos de lucidez e de vazio, muitos sentem solidão. Mesmo estando rodeados de pessoas ou familiares, o sentimento de caminhar só para o desconhecido pode ser para muitos o momento em que algo maior precisa ressurgir para dar esperança na continuidade da vida. Sem algo que lhe traga alento ao coração e supostamente responda às suas incertezas sobre a vida e a morte, torna-se insustentável o peso dessa fase.

Por isso, a busca por uma crença ou uma religião fica tão evidente nesse momento da vida. Muitos diriam: "é o medo da morte" ou o "zerar de contas antes da partida", e, assim, a religiosidade – ou outros nomes cabíveis em cada cultura – aponta para um caminho, sem a escuridão do desconhecido.

A experiência de muitos que passaram anos sem querer entender ou ouvir explicações sobre o que é viver e por que estamos aqui se torna algo renovador, que dá sentido para a vida e para continuar a viver.

Idosos que se reencontram na religiosidade ou na fé, no divino, no universo, no cosmo ou na memória tornam-se mais alegres. A sociabilização torna-se vital, o senso comum de solidariedade e a necessidade de aumentar, conscientemente, seu legado no bem ao próximo mostram-se potentes antidepressivos e estimulantes para se alcançar a longevidade e a qualidade de vida – mesmo quando as limitações ou doenças já estiverem instaladas, ficando mais leve superá-las. Os desafios e as derrotas antigas transformam-se em conquistas, e pode-se notar, em muitos, o orgulho de uma vida bem vivida. Apesar do despertar de a maturidade chegar tardiamente, chega com o deslumbramento e a vontade de quem não tem mais tempo a perder com padrões, culpas, medos e julgamentos, tendo conquistado a liberdade plena e a valorização integral do viver.

O equilíbrio e a paz reencontrados são vistos constantemente como uma possibilidade real naqueles que durante toda a vida cultivaram sua religiosidade. O desapego e a partilha são facilmente vividos.

Diferentemente de ter chegado ao envelhecimento sem ter cultivado amizades, quando a espiritualidade simplesmente "tocou a vida", percebe-se a dureza do querer, do amor, da amizade, da partilha com os outros e consigo mesmo.

É preciso entender e respeitar as necessidades, os conceitos, os rituais e as crenças vivenciadas pelos idosos e familiares, que em vários momentos se tornam mais importantes do que participar de outros eventos sociais, familiares e terapêuticos. Para alguns, o envelhecimento parece confundir-se com sofrimento; para outros, é o momento de contemplar sua obra de vida e saber exatamente onde errou e onde realinhou para continuar, e este movimento só é possível e claro ao reencontrar-se com sua essência humana, sem máscaras nem sombras.

Dessa forma, é importante que o cuidador compreenda o processo do próprio envelhecimento para poder entender as variáveis no caminhar e as necessidades de quem precisa de auxílio para reencontrar o verdadeiro sentido de viver e morrer.

Para os que assim não seguirem ou não tiverem esse novo olhar para sua própria existência, cabe então estar presente, buscando minimizar seus sofrimentos.

CUIDADOS NO FINAL DA VIDA

Na medida em que a morte se aproxima, a dificuldade de lidar com ela, tanto pelos pacientes e familiares como pelos profissionais que cuidam dos idosos, fica cada vez mais evidente. A complexidade física, social, psicológica e espiritual de falar sobre a morte nos acompanha por séculos. Vemos sua banalização, mas ocultamos o passo a passo até chegada a hora do que denominamos "morte".

Ninguém está totalmente preparado para esse momento, nem mesmo os profissionais da saúde que acompanharam o ciclo de vida, prestando cuidados quer para a cura, quer para a promoção de um fim de vida com dignidade, tranquilidade, sem dor nem sofrimento, junto dos seus familiares. Sendo assim, surge a necessidade de realizar uma abordagem global e holística do nascer, do viver e do morrer, visando sempre o bem-estar, a sua qualidade de vida e o conforto do idoso, encarando ao mesmo tempo a morte como um processo intrínseco à própria vida.

Quando o assunto é o morrer ou a morte, é comum pensarmos como será no nosso caso e como estamos nos relacionando com a nossa vida.

Independentemente de morte natural e biológica ou de morte violenta e inesperada, a finitude da vida deve ser discutida e vista como um enriquecimento do pensar.

A mente guarda necessidades, assim como o corpo enfermo. As dúvidas, os medos, o isolamento, a perda da autonomia e as interferências na autoimagem levam a pessoa idosa e os familiares a desesperança, angústia, depressões e conflitos maiores do que já existem, como se a doença trouxesse a obrigação da solução de todas as desavenças e dificuldades passadas e presentes, muitas vezes encaradas como um castigo.

A escuta de familiares e pacientes diante de um emaranhado de sentimentos faz com que a psicologia tenha papel fundamental nessa trajetória.

A orientação plena feita por profissionais e instituições, dentro de hospitais ou em seus domicílios, tem se mostrado muito eficaz na melhora da qualidade de vida e do bem-estar de todos os envolvidos. Dessa forma, procuram atender às necessidades integrais dos idosos, pensando no que realmente se pode fazer para dar a eles conforto, alívio a sua dor, ao seu corpo cansado e sofrido, tornando o ambiente mais agradável. Tudo isso com base na observação da pessoa idosa de maneira holística, respeitando suas limitações, seus desejos e anseios mais íntimos.

A partir de conversas, essa equipe de profissionais também acaba por nortear o rumo das horas do idoso e de seus familiares, demonstrando que serão dados a essas pessoas o apoio e respeito necessários para enfrentarem a morte.

O processo de morrer pode passar por cinco fases, como descrito na literatura. Para cada uma delas, o cuidador necessita estar orientado e preparado para poder auxiliar.

A) **NEGAÇÃO E ISOLAMENTO:** fase em que o idoso toma contato, de forma direta ou indireta, com a gravidade de seu estado de saúde e, com a ausência de recursos terapêuticos para a cura da doença que o atinge, faz uso de seus recursos mais pessoais para negar a realidade dos fatos. Também busca outros profissionais e prefere acreditar na possibilidade de erro no diagnóstico. Nessa fase, o cuidador necessita estar atento quanto aos momentos em que o idoso se mostra disposto a conversar e refletir sobre os caminhos que trilhou até aquele momento e quais os que está disposto a percorrer para reorganizar sua vida. Não cabe aos cuidadores e profissionais da saúde ou familiares imporem frases ou sentimentos como: "tudo vai dar certo", "não fique triste", "não chore", entre outros.

A escuta plena, nesse momento, pode ser de suma importância: "estarei com você no que for necessário" pode ser mais confortante do que tentar mudar os sentimentos ou acontecimentos no decorrer de um tratamento ou das complicações do envelhecimento.

B) **RAIVA:** quando a fase de negação não pode ser mais sustentada, ela é geralmente substituída por outra permeada por sentimentos de raiva, revolta e ressentimento. É uma fase difícil de lidar, pois tende a se propagar (raiva da doença, de Deus, do médico, da equipe, do ambiente, da família, enfim, de tudo que se relaciona de algum modo com seu estado). Normalmente, nessa fase, familiares e cuidadores demonstram muitas dificuldades de estar com os idosos. Mas é nessa hora que é necessário ter mais respeito pelos sentimentos de quem sente o final de sua vida chegando.

C) **BARGANHA:** é o momento em que o idoso reage e tenta fazer trocas com quem estiver na frente dele, pode ser familiares, profissionais, padres, pastores, etc. O idoso procura recuperar o seu tempo perdido, fazer caridade e doações, na esperança de que assim possa recuperar a sua saúde.

D) **DEPRESSÃO:** quando o idoso percebe que o caminho deve ser trilhado sozinho e que somente ele pode fazer essa travessia. Nessa fase, palavras são exageros e soam como compaixão e piedade, levando as pessoas a se entregarem ao estado depressivo no aguardo do fim. Pode-se demonstrar carinho e cuidado por meio do toque e da escuta, auxiliando, assim, muito mais do que com atitudes, por não saber como lidar com a dor.

É geralmente nessa fase que o idoso pede para orar por ele, e é quando o cuidador deverá respeitar sua crença ou outras formas de espiritualidade.

E) **ACEITAÇÃO:** nem todas as pessoas em processo de morrer alcançam essa fase. O momento da travessia pode ser sereno ou entristecido, e muito se deve a quem estará ao seu lado nesse momento.

Familiares podem gerar conforto ou desespero; profissionais preparados podem proporcionar mais dignidade nesse momento ou podem aumentar o sofrimento de quem está partindo.

Os dias ou as horas antes da partida podem fazer a pessoa ficar mais alerta, solicitar visitas ou despedidas. Outros pedem por objetos, alimentos específicos que lhes tragam lembranças para levarem consigo. Também podem relatar a visita de pessoas que já morreram. Muitos se emudecem, outros falam sem parar de seu passado, de suas vidas, pedem perdão, relatam sonhos em lugares divinos, e assim partem lentamente e na sabedoria do universo, dando tempo aos familiares para se prepararem para sua ausência.

Uma intervenção inadequada do cuidador pode canalizar toda a ira da família, sua frustração e inabilidade em lidar com a situação, quebrando assim um vínculo que pode ser precioso para todos nesse momento. Para evitar tais situações, é importante que o cuidador seja capaz de compreender o verdadeiro significado daquele momento para o idoso e para sua família.

Como já dito, não existem regras: desde o nascimento até a morte, cada pessoa tem sua própria personalidade, única.

COMO OFERECER AJUDA A QUEM ESTÁ MORRENDO?

Diante de uma pessoa idosa em processo de morte, muitos cuidadores sentem dificuldades quanto ao que dizer e como, de fato, ajudá-la e a seus familiares nessa situação.

Os quadros sem possibilidade terapêutica de cura costumam ser mais facilmente aceitos, e a atuação do cuidador deve buscar preservar o respeito e a dignidade dos idosos. Em muitas situações, no entanto, o cuidador vai se deparar com interesses distintos, por parte do idoso e de seus familiares. Nesses casos, o cuidador deve manter sua ética profissional acima de interesses familiares, em favor do idoso.

CUIDADOS PALIATIVOS

Há muito que se pode fazer no sentido de preservar a dignidade e os direitos de quem está perdendo a vida. Cuidados paliativos são mais do que um cuidado ao doente e aos seus familiares: cuidar daquele que se encontra em fase terminal de uma doença ou no final de sua vida é amparar com dignidade e respeito a sua história e sua finitude.

Em 2002, a Organização Mundial de Saúde redefiniu a expressão "cuidados paliativos" da seguinte forma:

> Cuidados paliativos é uma abordagem que aprimora a qualidade de vida dos pacientes e das famílias que enfrentam problemas associados a doenças ameaçadoras de vida, por meio da prevenção e do alívio do sofrimento, de identificação precoce, avaliação correta e tratamento da dor e outros problemas de ordem física, psicossocial e espiritual". (OMS, 2002)

Nesse conceito, foi incluída a espiritualidade como uma das dimensões do ser humano. A família é lembrada e assistida também após a morte do paciente. No período de luto, os pilares dessas ações consistem nos princípios básicos dos cuidados paliativos, conforme veremos a seguir.

PROMOVER ALÍVIO DA DOR E DE OUTROS SINTOMAS QUE CAUSAM SOFRIMENTO

A dimensão da dor não atinge somente o físico, pois traz e deixa marcas no emocional de cada um. Dependendo do tipo de dor, afetará também o lado social da pessoa e de quem convive com ela, impactando diretamente na qualidade de vida de cada envolvido nesse contexto.

O estresse de quem sente e de quem cuida deve ser lembrado durante as intervenções de alvo da dor.

A pessoa que está sob cuidados paliativos pode sentir muitas dores e desconfortos, que podem ser amenizados por medicações ou outras terapias já mencionadas neste livro. Nesse sentido, deve-se buscar orientação de profissionais da saúde quanto ao tratamento mais indicado para amenizar o sofrimento e o desconforto.

NÃO APRESSAR A MORTE NEM PROLONGAR O SOFRIMENTO SÃO CUIDADOS PALIATIVOS

Os cuidados paliativos promovem a arte de morrer com dignidade, tornando vivos todos aqueles momentos que restam ao idoso, garantindo uma qualidade de vida aceitável e confortável.

Nessa filosofia de cuidado, os profissionais dessa área realizam ou dão continuidade a procedimentos ou terapias que mantêm sua qualidade de vida ou o fim da vida no seu tempo natural. Assim, tanto as pessoas em cuidados paliativos como os seus familiares e cuidadores saem ganhando.

INTEGRAR OS ASPECTOS PSICOSSOCIAIS E ESPIRITUAIS AO CUIDADO DO PACIENTE OU DE SEUS FAMILIARES PARA VIVENCIAREM UMA INFINIDADE DE EMOÇÕES DIANTE DA PROXIMIDADE DA MORTE

Algumas pessoas conseguem passar de forma serena por todas as dificuldades do momento em que recebem um diagnóstico ou quando adoecem, e outras necessitam de ajuda especializada. Alguns profissionais estão mais bem preparados para dar suporte nesse período, como o médico, o enfermeiro, o assistente social, o psicólogo, o nutricionista, o farmacêutico, o fisioterapeuta e o terapeuta ocupacional. Além disso, o apoio espiritual também pode ser oferecido tanto à pessoa como aos seus familiares e cuidadores, conforme a crença de cada um.

OFERECER UM SISTEMA DE APOIO COM O INTUITO DE AJUDAR OS PACIENTES A VIVEREM O MAIS ATIVAMENTE POSSÍVEL, ATÉ A MORTE, MANTENDO A QUALIDADE DE VIDA

Buscar, em conjunto com quem cuida, formas e recursos que facilitem o dia a dia de quem está sob cuidados paliativos, aliviando seu sofrimento e de familiares, mantendo e respeitando a autonomia e a independência, considerando as condições do momento, e preservando a capacidade de participação ativa em seus últimos dias de vida.

OFERECER UM SISTEMA DE APOIO PARA AJUDAR A FAMÍLIA A LIDAR COM A DOENÇA DO PACIENTE E COM O SEU PRÓPRIO LUTO

Auxiliar, orientar e oferecer recursos de apoio disponíveis na sociedade, na comunidade e nas redes de apoio públicas e privadas, que podem amenizar o sofrimento de quem cuida e de seus familiares.

REFORÇAR E INTEGRAR NA PESSOA, NOS FAMILIARES E NOS CUIDADORES, O RESPEITO ÀS DIFERENÇAS NO CONTEXTO ESPIRITUAL TAMBÉM FAZ PARTE DOS CUIDADOS PALIATIVOS, PENSANDO NO FIM DA VIDA DE MANEIRA HOLÍSTICA

Quando falamos em cuidados paliativos, não se pode mais desvincular o físico, o psíquico e o social do espiritual. A visão holística cada vez mais faz parte do cuidar no século XXI, cabendo aos profissionais da saúde e a todos os envolvidos no ato de cuidar refletir e respeitar as escolhas e o momento em que a fé e a crença são solicitadas por pacientes e familiares.

Considerações finais

Lampejos de eternidade

Esses idosos que viveram, amaram e sofreram se encaminham ao longo da alameda da vida rumo ao pôr do sol. No olhar deles, uma sensação de paz, para com eles mesmos, para com o mundo. Estão pregustando a paz da eternidade, numa caminhada leve como suspensa no ar, deixando para trás as angústias e as dores, saboreando a felicidade que já não é deste mundo.

Os últimos raios de sol ainda iluminam a vereda terrena, transfigurada pela luz do crepúsculo. E o irmão Sol cede o lugar para irmã Lua no cântico das criaturas.

(SPARIO, 2002)

Temos a ciência e a tecnologia ao nosso alcance e a nosso favor, mas, se não forem utilizadas com amor, compaixão e dignidade por profissionais do cuidar, de nada valerá o homem ter alcançado a tão almejada longevidade.

O valor dado aos laços afetivos na efetividade dos tratamentos transcende o físico, com o qual lidamos no dia a dia, seja qual for o local de trabalho, o tipo de pessoa que cuidamos e sua patologia. O que importa é não só o quanto o cuidador pode contribuir com seus conhecimentos profissionais ou familiares, mas, acima de tudo, o que pode transmitir além do material e do intelectual. Quando a finitude da vida humana se apresenta diante de nossos olhos, tudo perde sentido e se busca mais e mais, de todos que estejam ao lado, como explicações, interpretações, perdão por culpas, medos e desilusões diante do inevitável e da tentativa de juntar passado, presente e futuro em um único segundo. Trata-se de "viver e morrer" com a dignidade e com a qualidade de vida que restar.

Nesse momento, a partir das reflexões e técnicas apresentadas neste material, espera-se que saiamos da impotência sentida diante de cenários em que os idosos enfrentam uma espera constante pelo fim do sofrimento nos corredores sombrios da morte, em que grupos de profissionais, diante da inflexibilidade dos sistemas de saúde, dedicam, escondidos, minutos de uma escuta ativa e um toque acanhado aos idosos – e a seus familiares – no final de suas vidas.

Antigas questões, como "de onde viemos?" e "para onde iremos?", ressurgiram como um pedido de socorro para que possamos nos deparar com o verdadeiro sentido da vida e da morte, respeitando o fluxo que a natureza nos impõe e resgatando o que há de mais sublime: a essência humana em sua plenitude.

Somente consegue olhar para essa dimensão o profissional que tem no cuidar não o olhar, o falar, o fazer e o tocar de forma mecânica e fria, mas aquele que exerce suas atividades com o coração e com a sua própria essência, cuidando com cuidado de quem a vida ofereceu a oportunidade de trocar experiências, sejam elas quais forem.

A habilidade de saber como "tocar o coração do outro" só será desenvolvida quando os profissionais do cuidar se unirem em busca de um só objetivo, por meio de uma educação direcionada e contínua, ampliando conhecimentos e aprofundando reflexões sobre o verdadeiro significado do cuidar ou de ser cuidado com cuidado, bem como incorporando uma metodologia ao modelo convencional, já existente, fazendo com que todos os profissionais do cuidar, formais ou informais, possam desenvolver e reconhecer os valores da continuidade da vida, da alegria de ver que o envelhecimento virá para todos, e que é possível auxiliar os outros a reescreverem seus caminhos, nos quais a dignidade, o respeito, a alegria, a esperança, a curiosidade, a vivacidade no olhar e a integralidade humana independam de raça, cor e idade, e sejam marcados pela troca de sabedoria com quem tem uma longa estrada percorrida.

Bibliografia

ABREU, C. B. B. de et al. *Cuidando de quem já cuidou: o livro do cuidador*. São Paulo: Atheneu, 2009.

ACADEMIA NACIONAL DE CUIDADOS PALIATIVOS (ANCP). *Manual de cuidados paliativos*. Rio de Janeiro: Digráfica, 2009.

ALCÂNTARA, A. de O. et al. (org.). *Política nacional do idoso: velhas e novas questões*. Rio de Janeiro: Ipea, 2016.

AMERICAN HEART ASSOCIATION (AHA). *Manual do aluno de suporte básico de vida (SBV) – BLS*. Texas: Innovative Way, 2016.

ANVISA. Site institucional. Disponível em www.portal.anvisa.gov.br. Acesso em 9-1-2018.

ARAÚJO, M. M. *Quando "uma palavra de carinho conforta mais que um medicamento": necessidades e expectativas de pacientes sob cuidados paliativos*. Dissertação de mestrado. São Paulo: Escola de Enfermagem – USP, 2006.

_____ & Silva, M. J. "O conhecimento de estratégias de comunicação no atendimento à dimensão emocional em cuidados paliativos". Em *Revista Texto & Contexto: Enfermagem*, v. 21, n. 1, Florianópolis, jan.-mar. 2012.

ARCURI, I. G. *Arteterapia e o corpo secreto: técnicas expressivas coligadas ao trabalho corporal*. São Paulo: Vetor, 2006.

BERGFELD, W. F. & MASLINE, S. R. *Guia para uma pele saudável e jovem em qualquer idade*. São Paulo: Campus, 1997.

BERZINS, M. V. & BORGES, M. C. *Políticas públicas para um país que envelhece*. São Paulo: Martinari, 2012.

BITTENCOURT, Z. Z. L. C. & HOEHNE, E. L. "Qualidade de vida de deficientes visuais". Em *Revista Medicina*, v. 39, n. 2, pp. 260-264, Ribeirão Preto, 2000.

BORN, T. (org.). *Cuidar melhor e evitar a violência: manual do cuidador da pessoa idosa*. Brasília: Secretaria Especial dos Direitos Humanos, Subsecretaria de Promoção e Defesa dos Direitos Humanos, 2008. Disponível em http://www.sdh.gov.br/assuntos/pessoa-idosa/legislacao/pdf/manual-do-cuidadora-da-pessoa-idosa. Acesso em 9-1-2018.

BRANDÃO, V. M. *Labirintos da memória: quem sou?* São Paulo: Portal das Edições, 2017.

BRASIL. Ministério do Trabalho e Emprego. *CBO 516210 – Cuidador de idosos – Classificação Brasileira de Ocupações*. Brasília: MTE, SPPE, 2002. Disponível em www.ocupacoes.com.br/cbo-mte/516210-cuidador-de-idosos. Acesso em 10-1-2018.

_____. Lei 10.741, de 1º de outubro de 2003. Dispõe sobre o Estatuto do Idoso e dá outras providências. Brasília, 2003. Disponível em http://www.cmparaibuna.sp.gov.br/docs/estatuto_idoso.pdf. Acesso em 9-1-2018.

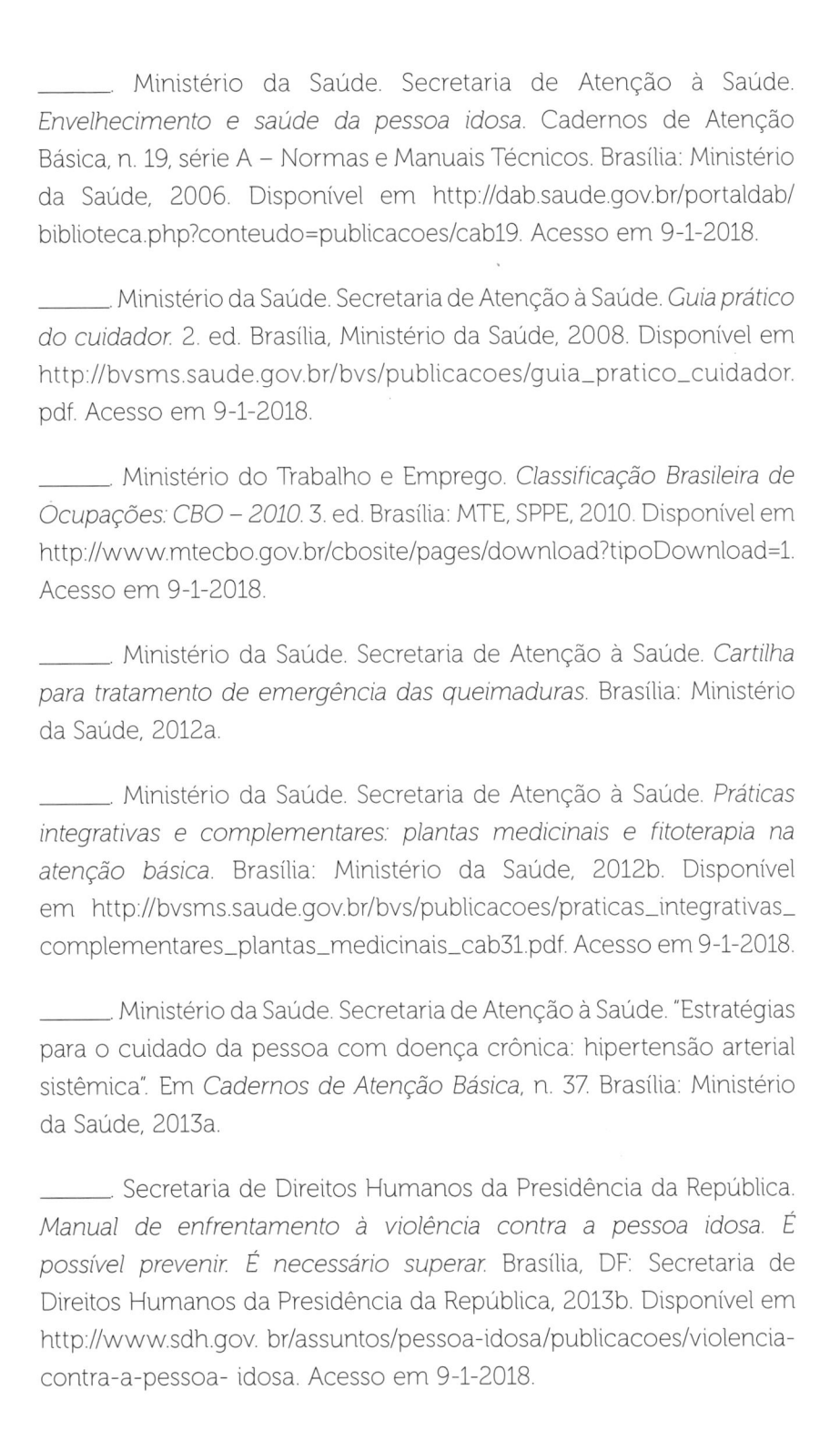

_____. Ministério da Saúde. Secretaria de Atenção à Saúde. *Envelhecimento e saúde da pessoa idosa*. Cadernos de Atenção Básica, n. 19, série A – Normas e Manuais Técnicos. Brasília: Ministério da Saúde, 2006. Disponível em http://dab.saude.gov.br/portaldab/biblioteca.php?conteudo=publicacoes/cab19. Acesso em 9-1-2018.

_____. Ministério da Saúde. Secretaria de Atenção à Saúde. *Guia prático do cuidador*. 2. ed. Brasília, Ministério da Saúde, 2008. Disponível em http://bvsms.saude.gov.br/bvs/publicacoes/guia_pratico_cuidador.pdf. Acesso em 9-1-2018.

_____. Ministério do Trabalho e Emprego. *Classificação Brasileira de Ocupações: CBO – 2010*. 3. ed. Brasília: MTE, SPPE, 2010. Disponível em http://www.mtecbo.gov.br/cbosite/pages/download?tipoDownload=1. Acesso em 9-1-2018.

_____. Ministério da Saúde. Secretaria de Atenção à Saúde. *Cartilha para tratamento de emergência das queimaduras*. Brasília: Ministério da Saúde, 2012a.

_____. Ministério da Saúde. Secretaria de Atenção à Saúde. *Práticas integrativas e complementares: plantas medicinais e fitoterapia na atenção básica*. Brasília: Ministério da Saúde, 2012b. Disponível em http://bvsms.saude.gov.br/bvs/publicacoes/praticas_integrativas_complementares_plantas_medicinais_cab31.pdf. Acesso em 9-1-2018.

_____. Ministério da Saúde. Secretaria de Atenção à Saúde. "Estratégias para o cuidado da pessoa com doença crônica: hipertensão arterial sistêmica". Em *Cadernos de Atenção Básica*, n. 37. Brasília: Ministério da Saúde, 2013a.

_____. Secretaria de Direitos Humanos da Presidência da República. *Manual de enfrentamento à violência contra a pessoa idosa. É possível prevenir. É necessário superar*. Brasília, DF: Secretaria de Direitos Humanos da Presidência da República, 2013b. Disponível em http://www.sdh.gov.br/assuntos/pessoa-idosa/publicacoes/violencia-contra-a-pessoa-idosa. Acesso em 9-1-2018.

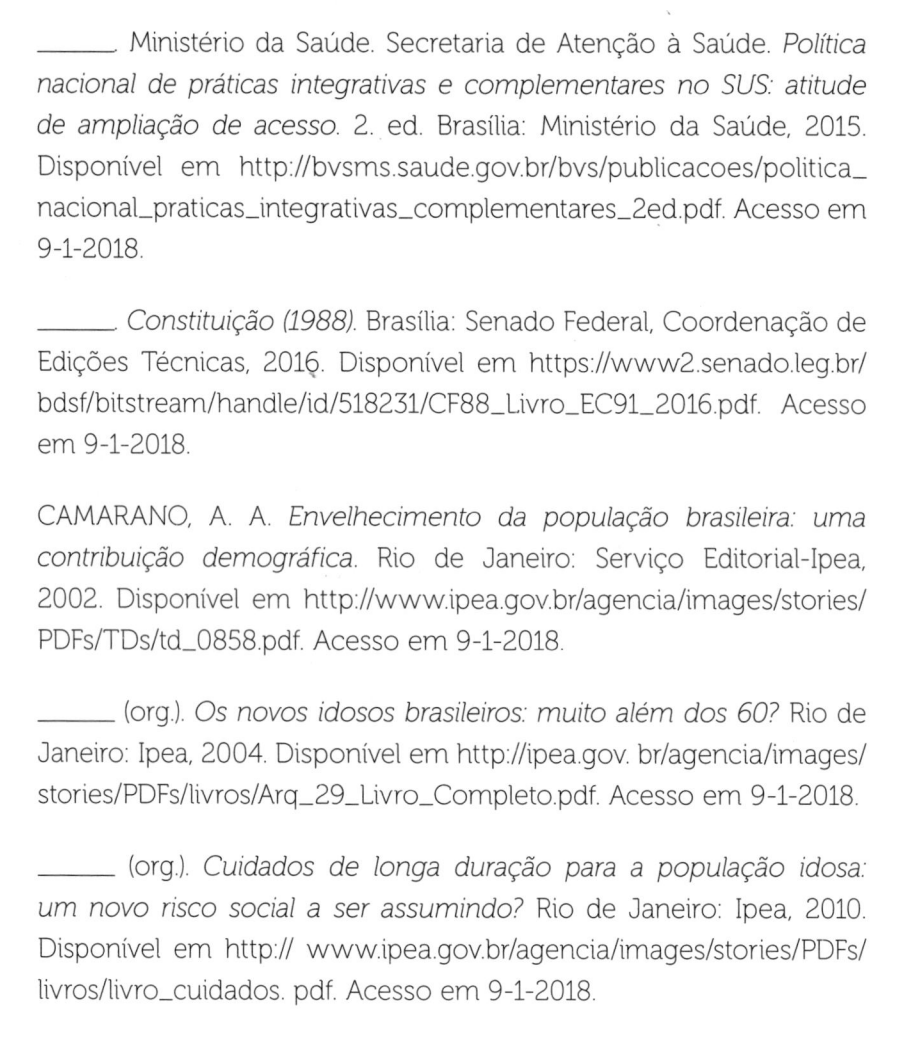

_____. Ministério da Saúde. Secretaria de Atenção à Saúde. *Política nacional de práticas integrativas e complementares no SUS: atitude de ampliação de acesso*. 2. ed. Brasília: Ministério da Saúde, 2015. Disponível em http://bvsms.saude.gov.br/bvs/publicacoes/politica_nacional_praticas_integrativas_complementares_2ed.pdf. Acesso em 9-1-2018.

_____. *Constituição (1988)*. Brasília: Senado Federal, Coordenação de Edições Técnicas, 2016. Disponível em https://www2.senado.leg.br/bdsf/bitstream/handle/id/518231/CF88_Livro_EC91_2016.pdf. Acesso em 9-1-2018.

CAMARANO, A. A. *Envelhecimento da população brasileira: uma contribuição demográfica*. Rio de Janeiro: Serviço Editorial-Ipea, 2002. Disponível em http://www.ipea.gov.br/agencia/images/stories/PDFs/TDs/td_0858.pdf. Acesso em 9-1-2018.

_____ (org.). *Os novos idosos brasileiros: muito além dos 60?* Rio de Janeiro: Ipea, 2004. Disponível em http://ipea.gov.br/agencia/images/stories/PDFs/livros/Arq_29_Livro_Completo.pdf. Acesso em 9-1-2018.

_____ (org.). *Cuidados de longa duração para a população idosa: um novo risco social a ser assumindo?* Rio de Janeiro: Ipea, 2010. Disponível em http://www.ipea.gov.br/agencia/images/stories/PDFs/livros/livro_cuidados.pdf. Acesso em 9-1-2018.

CARVALHO FILHO, E.T. & PAPALÉO NETTO, M. *Geriatria: fundamentos, clínica e terapêutica*. 2. ed. São Paulo: Atheneu, 2005.

CARVALHO, N. C. *Dinâmicas para idosos*. 7. ed. Petrópolis: Vozes, 2014.

CEZIMBRA, M. *Bem-estar na palma das mãos: a cultura da massagem do Oriente ao Ocidente*. Rio de Janeiro: Senac Nacional, 2009.

COSTA, E. C. et al. *Capacidade de idosos da comunidade para desenvolver atividades de vida diária e atividades instrumentais de vida diária*, v. 19, n. 1, pp. 43-48, São Paulo, Acta Paulista de Enfermagem, 2006.

DIAS, A. B. *et al.* "O toque afetivo na visão do enfermeiro". Em *Revista Brasileira de Enfermagem*, v. 61, n. 5, pp. 603-607, Pelotas, set-out. 2008. Disponível em http://www.scielo.br/pdf/reben/v61n5/a12v61n5.pdf. Acesso em 9-1-2018.

DUARTE, Y. A. de O. "Indicadores de fragilidade em pessoas idosas visando o estabelecimento de medidas preventivas". Em *Boletim do Instituto de Saúde*, n. 47, pp. 49-52, São Paulo, abril 2009a. Disponível em http://periodicos.ses.sp.bvs.br/scielo.php?script=sci_arttext&pid=S1518-18122009000200013&LNG=PT. Acesso em 5-3-2018.

_____. *Manual dos cuidadores de pessoas idosas*. São Paulo, Secretaria Estadual de Assistência e Desenvolvimento Social: Fundação Padre Anchieta, 2009b. Disponível em http://www.saude.sp.gov.br/resources/ses/perfil/profissional-da-saude/grupo-tecnico-de-acoes-estrategicas-gtae/saude-da-pessoa-idosa/futuridade/volume_10.pdf. Acesso em 9-1-2018.

_____. *Manual dos formadores de cuidadores de idosos*. São Paulo, Secretaria Estadual de Assistência e Desenvolvimento Social: Fundação Padre Anchieta, 2009c. Disponível em http://www.saude.sp.gov.br/resources/ses/perfil/profissional-da-saude/grupo-tecnico-de-acoes-estrategicas-gtae/saude-da-pessoa-idosa/futuridade/volume_9.pdf. Acesso em 9-1-2018.

_____ & DIOGO, M. J. D. *Atendimento domiciliar: um enfoque deontológico*. São Paulo: Atheneu, 2005.

ELIOPOULOS, C. *Enfermagem gerontológica*. 5. ed. Porto Alegre: Artmed, 2005.

FERREIRA, A. & LAURETTI, G. "Estudo dos efeitos da massoterapia no alívio da dor e na melhoria da qualidade de vida em pacientes oncológicos sob cuidados paliativos". Em *Revista Dor*, v. 8, n. 2, pp. 983-993, São Paulo, Sociedade Brasileira para o Estudo da Dor, 2007.

FIELD, T. *Touch*. Boston: Massachusetts Institute of Technology, 2001.

FIGUEIREDO, M. T. "Reflexões sobre os cuidados paliativos no Brasil". Em *Revista Prática Hospitalar*, v. 8, n. 47, pp. 36-40, São Paulo, 2006.

FIOCRUZ. Portal Fiocruz: Glossário em biossegurança. Disponível em www.fiocruz.br/biosseguranca/Bis/glossario/Glossario.htm. Acesso em 9-1-2018.

FONSECA, S. C. da (org). *O envelhecimento ativo e seus fundamentos*. São Paulo: Portal Edições, 2016.

FREITAS, E. et al. *Tratado de geriatria e gerontologia*. Rio de Janeiro: Guanabara Koogan, 2002.

FURTADO, J. R. "Relações estéticas e uma ética para um mundo vivo". Em *Fractal: Revista de Psicologia*, v. 23, pp. 205-218, Rio de Janeiro, Universidade Federal Fluminense, 2011.

IBGE. *Censo demográfico 2010: famílias e domicílios*. Rio de Janeiro: IBGE, 2012. Disponível em https://biblioteca.ibge.gov.br/visualizacao/periodicos/97/cd_2010_familias_domicilios_amostra.pdf. Acesso em 19-2-2018.

IDE, Cilene A. C. *O cuidar em transformação*. São Paulo: Atheneu, 2010.

JUNQUEIRA, L. & CANEIRO, J. *Histologia básica*. Rio de Janeiro: Guanabara Koogan, 1995.

KAUFFMANN, A. L. "Sobre a contemplação reflexiva estética na sessão psicanalítica". Em *Revista Brasileira de Psicologia*, v. 42, n. 4, Salvador, Universidade Federal da Bahia, 2008.

KEMPER, K. J. & SHALTOUT, H. A. "Non-verbal Communication of Compassion: Measuring Psychophysiologic Effects". Em *BioMed Central*, Londres, 20 dez. de 2011. Disponível em https://bmccomplementalternmed.biomedcentral.com/articles/10.1186/1472-6882-11-132. Acesso em 10-1-2018.

KIRCHOF, E. R. *A estética antes da estética*. Canoas: Ulbra, 2003.

KRUG, E. G. *et al.* (orgs.). *World report on violence and health* (Relatório mundial sobre violência e saúde). Geneva, World Health Organization, 2002. Dispónível em: https://www.opas.org.br/wp-content/uploads/2015/09/relatorio-mundial-violencia-saude.pdf. Acesso em: 10-1-2018. LANGMAN, J. *Embriologia médica*. São Paulo: Atheneu, 1985.

LEAL, L. N. "População idosa vai triplicar entre 2010 e 2050, aponta publicação do IBGE". Em *O Estado de S. Paulo*, Caderno Brasil, 29 ago. 2016. Disponível em http://brasil.estadao.com.br/noticias/geral,populacao-idosa-vai-triplicar-entre-2010-e-2050-aponta-publicacao-do-ibge,10000072724. Acesso em 11-1-2018.

LEBRÃO M. & DUARTE, Y. A. O. (orgs.). *O Projeto SABE no município de São Paulo: uma abordagem inicial*. Brasília: Organização Pan-americana de Saúde, 2003.

LIMA, E. E. P. *Toque e cuidados paliativos: aspectos físicos, psíquicos, sociais e espirituais*. Monografia (especialização). São Paulo: Pró-reitoria de Extensão – Unifesp, 2012.

LIMA, E. E. P. *Acupuntura em geriatria: terapia complementar para um envelhecimento bem-sucedido*. Monografia (especialização). São Paulo: Geriatria e Gerontologia – Unip, 2010.

LOPES, R. F. "Toque: ferramenta terapêutica no tratamento geriátrico e gerontológico". Em *Revista Brasileira de Ciências do Envelhecimento Humano*, v. 6, n. 3, pp. 402-412, Passo Fundo, 2009.

LORDA, C. *Recreação na terceira idade*. 4. ed. São Paulo: Sprint, 2004.

MANUAL DO CUIDADOR DA PESSOA COM DEMÊNCIA. 2. ed. Lisboa: Novartis, 2006. Disponível em http://saudementalpt.pt/backoffice/pdfs/636cda5370.pdf. Acesso em 9-1-2018.

MANZARO, S. de C. F. "Envelhecimento: idoso, velhice ou terceira idade?. Em *Portal do Envelhecimento*, 6-11-2014. Disponível em http://www.portaldoenvelhecimento.com/comportamentos/ item/3427-envelhecimento-idoso-velhice-ou-terceira-idade. Acesso em 10-1-2018.

MAYOR, A. L. de A. S. & SOARES, V. de A. *Arte e saúde: desafios do olhar*. Rio de Janeiro: EPSJV, 2008. Disponível em http://www.epsjv.fiocruz.br/sites/default/files/l113.pdf. Acesso em 10-1-2018.

MONTAGU, A. *Tocar: o significado humano da pele*. São Paulo: Summus, 2000.

MORAIS, E.M. *et al.* "Grandes síndromes geriátricas". Em *Fundação Oswaldo Cruz: envelhecimento da pessoa idosa*. Rio de Janeiro: EAD/ENSP, 2008.

NERI, A. L. *Palavras-chave em gerontologia*. 2. ed. Campinas: Atheneu, 2005. Coleção Velhice e Sociedade.

ORGANIZAÇÃO MUNDIAL DA SAÚDE (OMS). *Envelhecimento ativo: uma política de saúde*. Genebra: Organização Mundial da Saúde, 1998.

_____. *Relatório mundial sobre violência e saúde*. Genebra: Organização Mundial da Saúde, 2002.

PARKES, C. M. *Luto*. São Paulo: Summus, 1998.

PERES, M. F. P. *et al*. A importância da integração da espiritualidade e da religiosidade no manejo da dor e dos cuidados paliativos. *Rev. Psiq. Clín.*, v. 34, n. 1, pp. 82-87, São Paulo, 2007.

ROACH, S. *Introdução à enfermagem gerontológica*. Rio de Janeiro: Guanabara Koogan, 2003.

ROSÉN, J. (org.). *Um olhar para o cuidado do idoso*. São Paulo: Palavra ao Mundo, 2012.

ROXO, J. R. dos S. "O toque na prática clínica". Em *Revista Referência*, v. II, n. 6, pp. 77-89, Coimbra, jun. 2008.

SÁ, A. *O cuidado do emocional em saúde*. São Paulo: Robe, 2003.

SANTOS, F. S. *A arte de cuidar: saúde, espiritualidade e educação*. Bragança Paulista: Comenius, 2010.

_____. *Cuidados paliativos: discutindo a vida, a morte e o morrer*. São Paulo: Atheneu, 2009.

SANTOS, Z. M. de S. A. *et al*. Autocuidado universal praticado por idosos em uma instituição de longa permanência. Universal self-care practiced by the elderly in a long-term institution. Em *Revista Brasileira de Geriatria Gerontológica*, v. 15, n. 4, pp. 747-754, Rio de Janeiro, Universidade do Estado do Rio de Janeiro, 2012. Disponível em http://www.scielo.br/pdf/rbgg/v15n4/13.pdf. Acesso em 5-3-2018.

SÃO PAULO. Secretaria Municipal da Saúde. *Violência doméstica contra a pessoa idosa: orientações gerais*. São Paulo: SMS, 2007.

_____. Secretaria Municipal da Saúde. *Manual de atenção à pessoa idosa*. 2. ed. São Paulo: SMS, 2012. Disponível em http://www.prefeitura.sp.gov.br/cidade/secretarias/upload/saude/arquivos/enfermagem/Enfermagem_Atencao-SaudeIdoso_2013.pdf. Acesso em 10-1-2018.

_____. Instituto de Assistência Médica ao Servidor Público Estadual. *Manual para cuidadores de idosos*. 2. ed. São Paulo: IAMSPE, 2014. Disponível em http://pt.calameo.com/read/00189307341a7ff24b05c. Acesso em 10-1-2018.

_____. Secretaria Municipal da Saúde. *Saúde da pessoa idosa: gerenciamento de cuidados para a atenção integral à saúde da pessoa idosa*. São Paulo: SMS, 2015. Disponível em http://www.prefeitura.sp.gov.br/cidade/secretarias/upload/saude/ ems/APOSTILA%20CURSO%20DE%20GERENCIAMENTO%20DE%20 CUIDADOS%20DA%20PESSOA%20IDOSA_CD.pdf. Acesso em 10-1-2018.

SCHARAMM, F. R. "Morte e finitude em nossa sociedade: implicações no ensino dos cuidados paliativos". Em *Revista Brasileira de Cancerologia*, v. 48, n. 1, pp. 17-20, Rio de Janeiro, 25-27 out. 2002.

SENAC SÃO PAULO. *Cuidador de crianças/cuidador de idosos: orientações, rotinas e técnicas de trabalho*. São Paulo: Editora Senac São Paulo, 2013.

SOCIEDADE BRASILEIRA DE HIPERTENSÃO (SBH). Diretrizes brasileiras de hipertensão IV, jan-mar. 2010, ano 13, 13 (1). Disponível em http://www.sbh.org.br/medica/diretrizes.asp. Acesso em 5-3-2018.

SOUZA, L. K. A. *A influência da massagem terapêutica na imagem corporal: estudo de idosos do sexo feminino.* Dissertação. Porto: Faculdade de Ciências do Desporto e de Educação Física – Universidade do Porto, 2003.

SPARIO. *Alzheimer: pensamentos à solta.* São Paulo: Apsen, 2002.

TERRA, N. L. *Envelhecimento bem-sucedido.* Porto Alegre: EdiPucRS, 2003.

UNITED NATIONS, DEPARTMENT OF ECONOMIC AND SOCIAL AFFAIRS, POPULATION DIVISION. *World Population Prospects: The 2017 Revision, Key Findings and Advance Tables* (As perspectivas da população mundial: Revisão de 2017). Nova York: United Nations, 2017. Disponível em https:// esa.un.org/unpd/wpp/Publications/Files/WPP2017_KeyFindings.pdf. Acesso em 11-1-2018.

VICINI, G. *Abraço afetuoso em corpo sofrido: saúde integral para os idosos.* São Paulo: Editora Senac São Paulo, 2012.

VONO, Z. E. *Enfermagem gerontológica: atenção à pessoa idosa.* São Paulo: Editora Senac São Paulo, 2007.

WHOQOL GROUP. "The development of the World Health Organization quality of life assessment instrument (the WHOQOL)". Em ORLEY, J. & KUYKEN, W. (orgs.), *Quality of life assessment: international perspectives,* pp. 41-60. Heidelberg: Springer Verlag, 1994.